荣 获

◎ 第七届统战系统出版社优秀图书奖

◎ 入选原国家新闻出版广电总局、全国老龄工作委员会
办公室首届向全国老年人推荐优秀出版物名单

◎ 入选全国图书馆2013年度好书推选名单

◎ 入选农家书屋重点出版物推荐目录（2015年、2016年）

U0207145

性病

（第二版）

名医与您谈疾病丛书

学术顾问◎钟南山　陈灏珠　郭应禄　王陇德
　　　　　葛均波　张雁灵　陆　林

总　主　编◎吴少祯

执行总主编◎夏术阶　李广智

主　　　编◎徐金华

中国健康传媒集团
中国医药科技出版社

内 容 提 要

本书以问答形式重点介绍了性传播疾病的概念、流行情况、传播途径、常见性病的病因、临床表现、治疗和预防等，分为常识篇、病因篇、症状篇、诊断与鉴别诊断篇、治疗篇、预防保健篇6个部分。本次再版在具体内容上做了较多更新，内容实用，语言通俗易懂，可供临床医生、患者及家属阅读、使用。

图书在版编目（CIP）数据

性病 / 徐金华主编 . —2 版 . —北京：中国医药科技出版社，2021.1
（名医与您谈疾病丛书）
ISBN 978-7-5214-2029-6

Ⅰ.①性… Ⅱ.①徐… Ⅲ.①性病 – 防治 – 问题解答 Ⅳ.① R759-44

中国版本图书馆 CIP 数据核字（2020）第 183881 号

美术编辑 陈君杞
版式设计 南博文化

出版 **中国健康传媒集团** | 中国医药科技出版社
地址 北京市海淀区文慧园北路甲 22 号
邮编 100082
电话 发行：010-62227427 邮购：010-62236938
网址 www.cmstp.com
规格 710×1000mm $^1/_{16}$
印张 12 $^1/_2$
字数 173 千字
初版 2009 年 4 月第 1 版
版次 2021 年 1 月第 2 版
印次 2021 年 1 月第 1 次印刷
印刷 三河市万龙印装有限公司
经销 全国各地新华书店
书号 ISBN 978-7-5214- 2029-6
定价 36.00 元

获取新书信息、投稿、为图书纠错，请扫码联系我们。

出版者的话

党的十八大以来，以习近平同志为核心的党中央把"健康中国"上升为国家战略。十九大报告明确提出"实施健康中国战略"，把人民健康放在优先发展的战略地位，并连续出台了多个文件和方案，《"健康中国2030"规划纲要》中就明确提出，要加大健康教育力度，普及健康科学知识，提高全民健康素养。而提高全民健康素养，有效防治疾病，有赖于知识先导策略，《名医与您谈疾病丛书》的再版，顺应时代潮流，切合民众需求，是响应和践行国家健康发展战略——普及健康科普知识的一次有益尝试，也是健康事业发展中社会治理"大处方"中的一张有效"小处方"。

本次出版是丛书的第三版，丛书前两版出版后，受到广大读者的热烈欢迎，并获得多项省部级奖项。随着新技术的不断发展，许多观念也在不断更新，丛书有必要与时俱进地更新完善。本次修订，精选了44种常见慢性病（有些属于新增病种），病种涉及神经系统疾病、呼吸系统疾病、消化系统疾病、心血管系统疾病、内分泌系统疾病、泌尿系统疾病、皮肤病、风湿类疾病、口腔疾病、精神心理疾病、妇科疾病和男科疾病等，分别从疾病常识、病因、症状表现、诊断与鉴别诊断、治疗和预防保健等方面，进行全方位的解读；写作形式上采用老百姓最喜欢的问答形式，活泼轻松，直击老百姓最关心的健康问题，全面关注患者的需求和疑问；既适用于患者及其家属全面了解疾病，也可供医务工作者向患者介绍病情和相关防治措施。

　　本丛书的编者队伍专业权威，主编都长期活跃在临床一线，其中不乏学科带头人等重量级名家担任主编，七位医学院士及专家（钟南山、陈灏珠、郭应禄、王陇德、葛均波、陆林、张雁灵）担任丛书的学术顾问，确保丛书内容的权威性、专业性和前沿性。本丛书的出版不仅是全体患者的福音，更是推动健康教育事业的有力举措。

　　本丛书立足于对疾病和健康知识的宣传、普及和推广工作，目的是使老百姓全面了解和掌握预防疾病、科学生活的相关知识和技能，希望丛书的出版对于提升全民健康素养，有效防治疾病，起到积极的推动作用。

中国医药科技出版社
2020年6月

再版前言

　　随着性传播疾病在我国的流行日趋广泛，对其进行有效防治成为重要的公共卫生问题。性传播疾病的防治除了要规范性传播疾病的诊疗行为外，对性病患者和普通老百姓开展性传播疾病相关防治知识教育尤为重要，通过性传播疾病防治知识的普及，使性病患者积极配合治疗，同时督促性伴侣同治，可以防止进一步传播，阻断传染源。普通老百姓了解性传播疾病防治知识后可以提高性病防治的警惕性，防止被感染。正是在这一背景下，我们组织了性传播疾病防治工作第一线的专家，于2009年编写出版了本书第一版，以问答形式给患者和普通老百姓答疑解惑。时隔11年，有必要对书中的部分内容进行更新，对有些不准确的内容进行修正，同时补充了性病相关通用检查项目及其临床意义、性病相关特异性检查项目及其临床意义、性病饮食禁忌等新内容。

　　最后要强调的是，凡书中涉及药物，因存在个体差异，在用药前需要咨询专业医生，在专业医生指导下用药。

　　时间仓促，书中难免有不足之处，敬请广大读者批评、指正！

徐金华

2020年9月

目录

常识篇

病因篇

症 状 篇

诊断与鉴别诊断篇

治疗篇

预防保健篇

常 识 篇

◆ 什么是性传播疾病，包括哪些疾病？
◆ 目前我国性病的发病情况怎样？
◆ 哪些人属于性病高危人群？
◆ 性病是怎样产生和传播的？
◆ 密切接触会感染性病吗？
◆ ……

什么是性传播疾病，包括哪些疾病？

　　性传播疾病是一组以性行为为主要传播途径的传染病，简称性病。STD是英文sexually transmitted diseases（性传播疾病）首字母的缩写。过去性病曾被称为"花柳病"，在中华人民共和国成立之前，最常见的性病有梅毒、淋病、软下疳和性病性淋巴肉芽肿。随着医学科学的进步和社会的发展，人类对性病的认识已大大加深，其病种明显扩大，范围也明显增加。1975年世界卫生组织（WHO）确定，将各种通过性行为或类性行为传播的疾病，统称为性传播疾病，包括淋病、梅毒、非淋菌性尿道炎、尖锐湿疣、软下疳、生殖器疱疹、艾滋病、阴道滴虫病、阴道真菌病、疥疮，甚至病毒性肝炎在内的各种传染病都包含在性传播疾病的范畴之内。目前，已知的通过性行为可传播的病原体多达30多种。临床上常见的性病，如淋病是由淋球菌感染引起的，非淋菌性尿道炎多是由衣原体和支原体感染引起的，梅毒是由螺旋体感染引起的，尖锐湿疣和生殖器疱疹是由病毒感染引起的，被称为"世纪瘟疫"的艾滋病也是由病毒感染引起的。由于我国幅员辽阔，不同地区的卫生状况、生活习惯及医疗条件差距较大，某些传染病的发病率很高，其传播途径与国外相比有很大的不同，从我国的实际情况出发，目前仅将梅毒、淋病、非淋菌性尿道炎、尖锐湿疣、生殖器疱疹、软下疳、性病性淋巴肉芽肿和艾滋病八种疾病列为重点防治的性病。

目前我国性病的发病情况怎样？

　　中华人民共和国成立后，由于政府十分重视性病的防治工作，性病在20世纪60年代迅速减少，并逐渐消失。但是从20世纪80年代起，性病在我国死灰复燃，并迅速蔓延。1981年，全国仅报告166例性病病例，近十几年来，中国性病发病率每年以20%~30%的速度增长，2000年全国报告性病859040例。我国自1985年发现首例艾滋病患者后，艾滋病发病率逐年增加，2000年全国累计报告艾滋病患者22751例。由于各种原因，存在着大量的性病漏诊和漏报，所以实际性病患病人数要比报告的数字多得多。据专家估计，实际性病患病人数是报告数的5~10倍甚至更多。据世界银行估计，艾滋病发病率高的国家人均收入每年要为此减少1%，全世界每年将为艾滋病花费5000亿美元。目前我国的性病流行已对人们健康和社会发展构成了严重威胁，中国艾滋病的传播正逐渐从有高危行为的人群向一般人群扩散。

哪些人属于性病高危人群？

高危人群是指一些具有一种或数种易患疾病的行为或生活习惯或遗传特征等的人群组合。性病高危人群是指具有容易感染性病行为的人群，这些人群性病的发病率比较高，健康人如与这些人发生性接触极易感染上性病。如卖淫嫖娼、同性恋、性乱者的性行为混乱，因此感染和传播性病的机会也高。静脉吸毒者常因使用不卫生注射器或相互使用注射器而更易传染性病，尤其是艾滋病，同时吸毒者往往也有性乱行为而增加感染机会。KTV包房、舞厅服务小姐等娱乐场所服务人员，由于受工作环境影响及受金钱的诱惑，有的从事色情交易，甚至走上卖淫的道路，并由此成为传播性病的传染源，这部分人员也属于性病高危人群。长途汽车司机、长期出差在外者、民工等，由于长期得不到性满足，容易发生不洁性接触而染上性病。还有一些人属于潜在的性病高危人群，如部分青少年受西方性解放思想的影响和淫秽书刊、画报及电脑网络的毒害，也容易传染上性病。由于性病发病有一定的潜伏期，某些性病症状不典型，性病患者很容易再将疾病传染给他们的配偶和家人。因此，加强对性病高危人群（包括潜在的性病高危人群）的性病防治和性卫生教育，是切断性病传染源、减少和控制性病传播的主要途径。

性病是怎样产生和传播的？

性病主要是通过性行为传播，引起性传播疾病的病原体种类繁多，如病毒、细菌、真菌、衣原体、支原体、螺旋体、原虫和寄生虫等。引起生殖器疱疹的病原体是单纯疱疹病毒，引起尖锐湿疣的病原体是人乳头瘤病毒，引起艾滋病的病原体是人类免疫缺陷病毒，引起淋病的病原体是淋病双球菌，引起软下疳的病原体是杜克雷嗜血杆菌，引起性病性淋巴肉芽肿的病原体是沙眼衣原体，引起非淋菌性尿道炎的病原体是沙眼衣原体和支原体，引起梅毒的病原体是梅毒螺旋体。此外，阴道毛滴虫可导致生殖器滴虫病，疥虫可导致疥疮，阴虱可导致阴虱病。这些病原体和我们人类一样在地球上广泛存在，在温暖和潮湿的环境下容易生长繁殖。人体，特别是生殖器官部位符合这些条件，易于性病病原体生长繁殖。性交是传播性病的主要传染途径，当性病患者与健康人进行性接触时，双方的皮肤、黏膜之间，特别是生殖器、肛门、口腔等部位密切而频繁地接触，病原体很容易传播给对方，侵入健康人体而导致感染。当然，有些病原体也可通过间接的途径侵入人体，如淋病、滴虫病和真菌感染等，其病原体可以通过毛巾、浴盆、便器、衣服等用品传播，尤其在经济条件差和卫生水平低的地区，通过间接接触传播时有发生。性病也可通过输血、注射血液制品、接受器官或组织移植等而导致血源性感染，如梅毒、艾滋病均可发生病原体血症，如受血者输了这样的血液，可以发生感染。此外，某些性病病原体还可以在妊娠或分娩的过程中，通过胎盘或产道传染给胎儿或新生儿，梅毒、艾滋病大多存在母婴传播的风险。

密切接触会感染性病吗？

日常的密切接触可能感染性病，这是由于物品被含菌分泌物污染了，如病原菌污染的洗澡毛巾、衣服、被褥、便器、浴盆可成为传播性病的媒介，多见于梅毒、淋病、疥疮、滴虫病等，因此，经常出差住旅店、洗桑拿浴等都有可能接触被性病患者污染的衣物而传染上性病，虽然这种可能性很低。有时小孩虽然没有性接触，但可通过被患性病的父母亲或监护人污染的物品，如毛巾、尿布、衣服、浴盆、马桶、玩具及带菌手擦洗阴部而传染上性病，因此，为了减少小孩性病的感染，作为父母除了洁身自爱外，也应该重视小孩养护人的身体健康，进行必要的健康体检。此外，合用的牙刷、剃须刀也有可能成为传播艾滋病的媒介，而理发店的理发工具不消毒，传播艾滋病的风险较大。据报道，艾滋病患者的泪液、唾液、乳汁、尿液、精液、阴道分泌物中均含艾滋病病毒，其中以精液中病毒载量最高。目前为止，还没有资料证明艾滋病病毒可以由空气、饮水、食物、蚊虫叮咬和一般接触（如握手等）而导致感染，也没有肯定的证据证明艾滋病有职业性伤害。

性病的危害有哪些？

性传播疾病对人类健康的危害性很大，尽管其中大多数病种并不属于致死性疾病，但它们的传染性很强，并能引起各种并发症和后遗症，病毒感染引起的性病尚可能诱发癌症。性病不仅危害个人，还给家庭、下一代及社会带来极为严重的影响。得了性病后首先危害的是患者本人健康，例如淋病和非淋菌性尿道炎，男性可并发附睾炎和前列腺炎，女性可并发盆腔炎，可引起男女终身不孕不育症。尖锐湿疣和生殖器疱疹容易复发，很难彻底治愈。尖锐湿疣和生殖器疱疹可诱发宫颈癌、阴茎癌和生殖系统其他癌症。梅毒如不彻底治愈，发展到晚期可损害脑和心脏，威胁生命。某些性病所造成的生殖器炎症、溃疡，增加了患者感染艾滋病的风险。对于艾滋病至今尚无有效治疗方法，最终导致死亡。还有相当一部分的性病患者症状较轻或没有任何明显的症状，但却可以通过各种性病传播途径传给其他健康人。性病对个人健康的影响还表现在心理方面，过多的担忧和自卑、自责对一个人的伤害更大。患性病后绝大多数患者表现为紧张、焦虑不安、急躁、自卑、自暴自弃等。性病患者常将病原体传染给配偶，不仅影响配偶的健康，而且伤害了彼此间的感情，影响家庭的和睦，常由此引发家庭风波、夫妻不和，甚至离婚。另外，某些性病病原体可通过间接接触，如接触马桶、浴缸、毛巾等再传染给家庭其他成员，导致群体性发病等严重后果。孕妇感染性病后，可通过胎盘将病原体传染胎儿，导致流产、早产、死产及胎儿先天畸形。如患淋病的母亲在分娩时可将病原体通过产道传染给新生儿，引起新生儿淋菌性眼炎等。此外，当性病大量蔓延流行时，更会增加国家的经济支出，有碍社会的发展，国家和社会也必然遭受重大损失。由此可见，性病不仅危害个人健康，也殃及家庭，贻害后代，同时还危害社会。

性病有别于其他传染病的几大特征是什么？

性病是主要通过性行为传播的疾病，属于传染病的范畴，通常我们所说的在我国流行的主要性病包括淋病、梅毒、生殖器疱疹、尖锐湿疣、艾滋病等。性病存在着有别于其他传染病的六大特征。

（1）人类对很多疾病都有天然免疫，在一定程度上起着预防感染的作用，但人对性病几乎不存在足以预防感染的先天性免疫。皮肤黏膜是人体天然的防御疾病的屏障，人每天与数不胜数的有害微生物接触，机体天然的免疫系统可抵御大多数有害微生物对人体的侵袭，从而很少被感染，但大部分性病通过生殖器黏膜感染，黏膜对性病病原微生物抵御能力差，一旦感染，则发病在所难免。

（2）没有有效疫苗预防性病。人类发明了天花疫苗、麻疹疫苗、脊髓灰质炎疫苗、伤寒疫苗、霍乱疫苗等等，在预防相应的传染病上都起到了重要作用，但迄今为止，除了人乳头瘤病毒（HPV）疫苗以外，尚没有其他有效预防性病的疫苗。脑膜炎球菌和淋球菌同属奈瑟菌属，很多特性极为接近，但脑膜炎疫苗早已问世，而虽经努力，淋球菌疫苗仍不能在临床上应用。

（3）发病后不能产生牢固的获得性免疫。很多传染病在痊愈后都可以获得病后免疫，有些免疫力可维持终身，即再次接触该种微生物不会再发病，而性病不然，再度感染可再次发病。

（4）性病可以通过血液传播，但不能经昆虫传播。经昆虫传播的疾病并不少，如疟疾、乙型脑炎，蚊虫只要先叮咬患者再叮咬健康人就有可能使人染病，但即使是经血液传播的性病也不能经蚊虫传播，其机制目前还不清楚。

（5）性病病原微生物对外界抵抗力低，离开人体无法存活，因此直接传播的危险性大，间接传播的危险性小。结核杆菌在干燥环境中存活和维持其感染能力可达3个月以上，因此可通过生活用品传染；感染葡萄球菌产生的脓液干燥后，其中的葡萄球菌可存活2~3个月；沙门菌在粪便中传染能力也可维持1~2个月。性病病原体离开人体后都会很快死亡，因此，大大减少了间接传染的风险。如梅毒螺旋体离开人体后在干燥环境中仅能存活1个小时；淋球菌离开人体后，菌细胞可自行溶解，或在短时间内失去传染性；即便是令人恐惧的艾滋病病毒离开人体后也迅速失去传染性。

（6）性病可危及配偶和子女。性病可以在夫妻间互相传播，除非双方同时治愈，否则这种传播将无休止地进行下去，形象地说，就好像打乒乓球一样。婴幼儿与患性病双亲朝夕相伴，生活用品很难隔离开来，因此婴幼儿被传染的可能性也不小。有些性病甚至在胎儿时期经胎盘就可传染，如梅毒、艾滋病。胎儿一旦感染上梅毒螺旋体，可在出生时出现一些特征性的表现，这些表现可以伴随人的一生。

怎样才能知道自己是否已经感染上性病？

如果最近1~3个月内有过非婚性行为，尤其性伴侣较多者，或有卖淫嫖娼史，或配偶患有性病或与怀疑有性病的人有接触者，现又出现下列情况，则应高度怀疑自己得了性病：近1~2周内出现小便次数多，小便时疼痛、灼热感，尿流细，排尿无力，尿道口或阴道口出现异常的分泌物，如颜色改变、分泌物量明显增多或伴有臭味甚至尿道流脓；口腔灰白色黏膜斑；生殖器部位出现无痛性的溃疡，或肛周有一个或多个皮肤、黏膜溃疡，或出现不明原因的水疱或糜烂伴灼痛感；外阴部或肛门出现赘生物或肉刺，且逐渐长大；手掌、足底或全身皮肤出现暗红色不痛不痒的皮疹；外阴部位在无明显原因下出现瘙痒或尿道（或阴道）灼热，有蚁行感；原因不明的性交疼痛或性交出血；无明显原因的阴部红肿热痛；全身出现暗红色、不疼、不痒斑丘疹者或长期以来发热达38℃以上、每日腹泻达3~5次、体重明显减轻达10%以上。此时，应该立即停止性生活，及时到正规医院的性病门诊去看病，同时向医生介绍真实的病史与病情，并通过全面的性病化验，获得正规的治疗，不要自己乱用药，更不要到街头游医处看病，有的患者本来不是性病的，而被误诊和敲诈钱财，造成患者经济上的损失以及肉体上、精神上的痛苦。需要注意的是，当知道自己患性病后，一定要动员有性关系的性伴侣去医院检查，不管其有无泌尿生殖系统的不适表现，以便及早发现，及早治疗，以免交叉感染。

怀疑自己得了性病应该怎么办？

大部分性病有一定的症状，对有过不洁性交史，或为性病的高危人群，当出现泌尿、生殖器不适症状或全身不适，都应警惕是否为患性病，有时即使没有任何不适，只要有可疑的病史，也应该及时到正规医院或诊所进行诊治，确诊前不应乱投医，以免贻误治疗时机，越治越重，遗恨终身。现在的医院大都有皮肤性病科，治疗规范，而且都十分注意保护患者的隐私。切记不要到非法私人诊所去看病，很多人患性病之后，出于个人隐私的原因，往往会跑到非法私人诊所去看病，这样做不仅延误病情，也得不到规范化的治疗，还造成经济上不应有的损失。治疗用药必须遵照医嘱，自行增加、减少药量或停药，都会对疗效产生不良影响。用药结束后要到医院随访复查是否已治愈。如果怀疑自己感染了艾滋病病毒，一定要到正规医院或预防机构去检查，一般要经过初筛试验与确认试验才能确定是否感染艾滋病病毒。如果确定得了性病，切记夫妻或性伴侣必须同时治疗，双方才能彻底治愈，这一点很重要。因为在发病前，夫妻、性伴侣间已经相互传染（被传染不一定有症状），如果在治疗期间不断与另一方有性生活，相互再次传染，等于再次发病，这也是很多性病患者难治且易复发的原因，如非淋菌性尿道炎，很多女性患者没有任何症状，其性伴侣通过与其性接触而感染。

一方得性病而另一方没有患病怎么办？

一位女患者主诉"外阴长东西"来院求诊，检查发现在小阴唇及阴道口长了两处菜花状的赘生物，我告诉她是尖锐湿疣，她一开始不懂，后得知是性病就惊吓得说不出话来。我要求她先生也来检查一下，结果并未得病。这下子二人的关系忽然变得紧张起来。女患者坚决否认有"婚外情"，那么，"菜花"从何而来？致病的元凶是人乳头瘤病毒，其感染途径绝大多数是性接触传染，但也有其他感染的途径。因为我们的皮肤上有许多包括人乳头瘤病毒在内的病毒，在皮肤黏膜有破损时就容易感染，所以也有少数人经非性接触行为而患病。所以，万一一方得性病而另一方没有患病也不要兴师问罪、互相猜疑，应尽快就医，及时治疗才是上策。

性病能治愈吗？

引起性病的病原体种类很多，它们致病性的大小及对人体器官及组织的破坏程度是不尽相同的，治疗的效果也各不相同，因此，应根据不同的性病来选择不同的药物。大部分性病如淋病、梅毒、非淋菌性尿道炎、尖锐湿疣等，一旦早期发现，明确诊断，及时治疗，短期内临床症状可消失或明显减轻。早期梅毒经正规青霉素治疗后多能彻底治愈，极少发展为晚期梅毒；单纯性淋病用菌必治（头孢曲松钠）或淋必治（大观霉素、壮观霉素）一针肌内注射就能治愈；尖锐湿疣用外用药外涂或用激光、高频电刀治疗能使疣体很快消失，但存在治疗后容易复发的问题，目前已有咪喹莫特乳膏、光动力疗法治疗尖锐湿疣，复发率较低。生殖器疱疹易于复发，少数患者复发非常频繁，目前通过应用长期抑制病毒治疗，病情复发已有明显改善，但有些非淋菌性尿道炎由于治疗不规范、生活不规律、免疫功能降低等因素而反复发作。艾滋病则至今尚无理想的治愈方法，一旦发病，死亡率极高。有些性病的复发是由于重复感染所致，因为性病是有一定的潜伏期的，在潜伏期内，患者可无任何临床表现，通过性接触，将病原体传染给自己的性伴侣，反过来，患者的性伴侣又将性病传给患者形成交叉感染。总的来说，现代医疗技术已能对绝大多数的性病进行确诊，只要性病患者接受早期诊断、正规治疗，由细菌、真菌、衣原体、支原体、螺旋体、原虫和寄生虫感染引起的性病是完全可以治愈的，某些由病毒感染引起的性病由于机体免疫功能等多种因素的影响，尚不能根治。

性病与艾滋病有什么关系？

性病包括的范围较广，它包含了20多种与性行为相关的疾病，其中包括艾滋病。我国现阶段将梅毒、淋病、非淋菌性尿道炎、尖锐湿疣、生殖器疱疹、软下疳、性病性淋巴肉芽肿和艾滋病八种疾病列为重点防治的性病。由于艾滋病的危害性大，对公共卫生的影响严重，常将艾滋病单独列出，并称性病艾滋病。性病与艾滋病有着密切的联系，如两者的传播途径相似，都是以性接触为主要传播途径，两者的防治措施相同，如安全套的使用、健康教育等。此外，性病可以促进艾滋病的传播，感染性病以后，引起的生殖器周围皮肤的炎症和损害会大大增加艾滋病病毒进入人体内的机会；感染艾滋病以后，由于艾滋病病毒破坏机体T淋巴细胞而使身体免疫力降低，也使机体增加感染性病的可能性，并且被艾滋病病毒感染的性病患者的性病较难治愈，结果会增加性病艾滋病传播的风险。由此可以看出，性病与艾滋病密不可分，但是，两者不能混为一谈。另外，有的患者认为得了通常的性病会转变为艾滋病，这也是不正确的，因为致病因子即感染的病原体是完全不一样的。

你知道这几种最常见的性病吗？

生殖道沙眼衣原体感染——这是一种尿道或宫颈的感染，即通常所说的非淋菌性尿道炎，是目前最常见的性传播疾病，通常表现为尿道有分泌物溢出，排尿时疼痛，偶有下腹部疼痛或性交时疼痛等，但有75%的女性患者及25%的男性患者没有任何症状。

淋病——这是一种由细菌传播的疾病，它主要侵袭人的黏膜，包括子宫颈、尿道、直肠、眼或喉，而且常与沙眼衣原体感染共存。主要表现为尿道流脓、尿频、尿急和排尿时疼痛。

尖锐湿疣——也被称为HPV感染或生殖器湿疣，是最常见的性传染病之一。正如这种病的名字所标明的，这是一种病毒性疾病，一旦受到它的感染，这种病毒会伴随终身。湿疣可以生在外阴部、阴道内、子宫颈上、肛门直肠，或者甚至会出现在喉部。尖锐湿疣患者治疗后易复发，某些类型的病毒还会引起子宫颈癌，因此，对于HPV感染的女性，每年应至少做一次宫颈巴氏涂片。

生殖器疱疹——是由单纯疱疹病毒引起的，通过皮肤接触传染。症状开始表现为阴部、大腿或臀部瘙痒或灼热、疼痛，继而阴部、臀部、肛门或身体的其他部位会出现水疱和溃疡。多在一周内痊愈，大多数疱疹患者反复发作多次，目前无法将病毒彻底清除，但可以通过服用抗病毒药物控制病情，这些药物可以减少该病复发的频率，减轻病情，减少患处的排毒量，从而减少传染性。

梅毒——这是由梅毒螺旋体感染引起的，它能侵袭人的皮肤黏膜、神经系统、心血管系统、骨骼等多个系统。初期梅毒表现为外阴部无痛性溃疡，但有些患者也可以无明显的外阴溃疡，而以掌跖部皮疹或全身性的皮疹为首发表现。

有什么秘招防治性病吗？

性病属于传染性疾病，从广义上说，传染病的预防可以分为三级：一级预防，是防止感染某种疾病，包括对健康人进行健康教育；二级预防，主要是对患者进行处理、治疗，以切断传染源；三级预防，是指防止患病后残疾，促进康复。这里所说的秘招主要是针对性病一级预防的，即如何防止感染上性病。

性病主要是经由性接触，尤其是性器官接触而传染，因此，预防感染的方法就是在性接触中采取某些预防措施，这些措施就是秘招，秘招有以下几点。

（1）洁身自好，这是最安全有效的预防方法。惟有洁身自好，避免婚外性行为，才不会带来感染性病的风险。

（2）避免某些不良性行为方式。口交、肛交等不良的性行为方式可以增加患性病的危险。以肛交为例，因直肠上皮通常比阴道上皮娇嫩，肛交比经阴道性交更易损伤黏膜，引起感染。有些传染病是通过口－粪途径传染的，故避免口－肛门或指－肛门性行为，可以减少这类疾病的感染机会。

（3）有异常时避免性交。当发现性伴侣外生殖器有病损、溃疡或异常分泌物等，应避免性交，及时到医院进行诊治。

（4）使用屏障工具。阴茎套、阴道隔膜等工具，不仅可以避孕，还可以预防多种性病。已有实验证明，阴茎套对引起淋病、梅毒、生殖器疱疹、尖锐湿疣、艾滋病、巨细胞包涵体病及衣原体感染等性病的病原体均有屏障的作用。此外，阴茎套和阴道隔膜还能降低性交中的摩擦损伤，保护外生殖器不与隐藏的传染性分泌物接触，但是这种预防作用并不是完全的。

（5）采用杀精剂。杀精剂作为一道化学屏障，能像杀灭精子一样抑制多种性病病原体。体外试验证明，各种市售的杀精剂均能灭活包括淋球菌、衣原体、疱疹病毒、梅毒螺旋体、阴道毛滴虫、艾滋病病毒等在内的几乎所有性病病原体。杀精剂主要是对女性有较好的保护作用，且使用方便。

（6）屏障工具与杀精剂联合使用。使用以杀精剂作为润滑剂的阴茎套、子宫帽，同时具有机械和化学杀灭作用。有一种由杀精剂和海绵造成的避孕海绵，在国外就很受欢迎。在性行为前或性交时将其置入阴道中，放置时间可长达30多个小时。

（7）预防用药。事实上，并没有一种单独的抗生素可防御所有性病。

（8）性交后排尿、冲洗外阴或灌洗。有人证实，性交后半小时内排尿或一小时内冲洗生殖器，均不能降低感染淋病的风险。但若每天用防腐溶液灌洗阴道，对预防淋病有一定效果。

上述措施若能推广使用，可有效地控制性病，使性病的发病率迅速下降。

生殖器部位的皮肤病都是性病吗？

男女外生殖器暴露于外，和人体其他部位皮肤一样，也容易患有皮肤病，而且有些疾病或者瘙痒或者疼痛，给患者带来痛苦，甚至被患者疑为性病，加重了其精神负担。其实，长在生殖器部位的皮肤病不一定都是性病，并且性病大多数都通过不洁性接触传播，通过其他非性行为接触方式传播的毕竟是极少数，生殖器出现皮肤病的患者自己心中应先有个底，如果没有发生过不洁性行为，那么，外阴部的皮肤病是性病的可能性很小。常见的外生殖器皮肤病有阴部瘙痒症、阴部湿疹、固定药疹、鲍温样丘疹病、神经性皮炎、扁平苔藓、光泽苔藓、银屑病、毛囊炎及阴茎结核疹等。此外，如阴茎珍珠状丘疹病，这是男性的一种生理发育异常，不影响性功能，一般不需要治疗；女阴假性湿疣不影响生理功能，也不是性病，也不需要治疗；皮脂腺异位症只是皮脂腺发育的生理性变型和增生，一般不需要治疗。常见的长在生殖器部位的性病有梅毒（一期、二期）、淋病、非淋菌性尿道炎、生殖器疱疹、尖锐湿疣、软下疳等。需要特别指出的是，长在生殖器以外部位的性病不能误诊为皮肤病，如二期梅毒疹的皮疹形态多种多样，可表现为银屑病、副银屑病（如急性痘疮样苔藓样糠疹）、玫瑰糠疹、脂溢性皮炎、急性湿疹、痤疮等皮肤病,故生殖器部位出现皮肤病时应仔细观察全身皮肤,观察其发展与否。

性病有哪些表现?

性病包括一组疾病,其症状自然因病而异,多种多样,但性病的症状有一定的规律,掌握这一规律对于诊断和治疗均有好处。一般讲,性病首先出现的是局部症状,即男女性器官上出现的不适,如溃疡、水疱、脓疱、瘙痒、疼痛等,男性易见尿频、尿急、尿痛及尿道口分泌物,女性易见外阴瘙痒、白带骤然增多。局部症状在一定时间内可以减轻或消失,但并不代表疾病已经痊愈,只能说明疾病由急性转为慢性,病变向更深层发展,如男性出现了夜间阴茎勃起疼痛,会阴、肛门部不适,女性出现月经失调、小腹疼痛等,这些症状都说明邻近器官受累,男性可能已累及前列腺、睾丸、附睾,女性已累及附件、子宫、盆腔等。进一步发展则病菌进入血液,传到更远的部位。常见的如梅毒的皮肤损害,手掌、皮肤出现红色梅毒疹,甚至出现脱发。淋病亦可有皮肤淋菌性脓疱疮、淋病性关节炎、淋菌性心内膜炎等。下面就一些常见症状的可能疾病分述如下。

(1)尿频、尿急、尿痛可见于淋病、非淋菌性尿道炎、前列腺炎。

(2)尿道口脓性分泌物可见于淋病。

(3)尿道口清稀分泌物可见于由衣原体或支原体感染引起的非淋菌性尿道炎。

(4)龟头包皮红肿可见于淋病、龟头包皮炎、阴部疱疹等。

(5)阴部赘生物可见于尖锐湿疣、传染性软疣、阴部良性肿瘤等。

(6)外阴、龟头包皮溃疡可见于龟头包皮炎、阴部疱疹、梅毒、淋病、软下疳、艾滋病、固定红斑型药疹等。

(7)生殖器脓疱可见于淋病、阴部疱疹、疥疮。

(8)腹股沟淋巴结肿大可见于梅毒、软下疳、腹股沟肉芽肿、性病性淋巴肉芽肿、艾滋病等。

（9）周身皮疹可见于梅毒。

（10）外阴部瘙痒可见于阴虱、疥疮、真菌性阴道炎。

（11）白带恶臭可见于滴虫性阴道炎、淋病、真菌性阴道炎等。

（12）生殖器部疼痛可见于淋病、阴部疱疹、非淋菌性尿道炎。

有没有可能同时感染几种性病呢？

完全有可能同时感染几种性病，而且不仅是两种，甚至同时患三种性病也有可能。常见的性病有淋病、非淋菌性尿道炎（支原体、衣原体感染）、尖锐湿疣、生殖器疱疹、艾滋病等，这些疾病由细菌、病毒、支原体、衣原体等感染引起，通过性接触、输血、母婴传播等途径传播，感染以上各种病菌都是有可能的，同时感染以上多种病原体也是有可能的，就好比感冒同时并发腹泻一样，可以合并病毒及细菌感染。由于治疗方法各有不同，所以，如有多种性病就需接受几种不同的治疗或综合治疗。

新生儿也会得性病吗？

新生儿得性病是有可能的。新生儿感染性病的机会有三：首先是胎儿时期在子宫内感染，例如生殖器疱疹病毒可以在妊娠后期通过胎盘感染胎儿；其次是在生产过程中，例如患淋病的孕妇经阴道生产过程中将病菌传给新生儿引起的新生儿淋菌性结膜炎等眼病；最后是在生产之后被母亲传染，例如通过哺乳将病菌传给新生儿，如艾滋病病毒。所以，要积极预防新生儿感染性病。

得了性病能生小孩吗？

有很多医学研究证明，性病患者如能早期治愈可不影响生育，因为当炎症尚未扩散时即被有效地控制，能减少渗出、浸润和病原体对组织的损害，不发生粘连、纤维化、堵塞以及瘢痕等情况，组织器官的损害较轻，生理功能不受影响。当然，如因延误治疗产生并发症、后遗症，发生盆腔炎，附睾纤维化，输精管、输卵管堵塞等情况时就会对生育产生影响，甚至终身不育。曾有人调查新疆某地经用600万青霉素治疗的梅毒妇女114人，治疗后3年，其中17位妇女分娩19个婴儿，全部健康。上海某医院用300万~1200万单位青霉素对1000例患有隐性梅毒的孕妇进行预防胎传梅毒的治疗，结果所生婴儿经治疗后观察1~2年无一例胎传梅毒发生。还有不少性病患者婚前检查时被查出染有某种性病，治愈后结婚生子亦全部正常。因此，得过性病的人不必对生育有太多顾虑，关键要早发现、早治疗和彻底治愈，至于治愈后多久怀孕须根据各人病情及身体状况来定。一般应恢复一段时间，可观察疾病是否痊愈，而且由于患病后精神、身体受到过创伤，所以不要急于要孩子。梅毒观察时间可长一些，一般要1~2年，淋病、尖锐湿疣等观察时间可短一些，3~6个月即可。身体好、病情轻者观察时间短一些，反之则长一些，具体可征求有关医生意见。

性病的病菌一离开人体就会死亡吗？

这大致上是真的。例如，淋病的病原菌淋球菌不耐干燥和高温，干燥环境可以存活1~2个小时，室温下存活1~2天，50℃只能存活5分钟，一般消毒剂易将淋球菌杀灭。梅毒螺旋体最适宜温度是37℃，48℃存活半小时，100℃立即死亡，梅毒螺旋体在体外不易生存，煮沸、干燥、肥皂水及一般消毒剂（双氧水、乙醇）均可在短期内将其杀死。艾滋病病原体HIV病毒对外界抵抗力较弱，离开人体后不易存活，对热敏感，60℃以上可迅速被杀灭，56℃时30分钟灭活，许多化学物质都可以使HIV迅速灭活，如乙醚、丙酮等。虽然罕见，但曾经也有过淋球菌在体外仍然活着，接触后感染了淋病的报告。不过，性病的病菌在跑出体外以后多半都会失去活力，在短时间内就会死亡。

育龄期女性得了性病会影响生育吗？

育龄期女性得了性病后如果不接受正规治疗，其生育能力会受到一定影响，发生异位妊娠、自然流产、死产、早产、不孕的风险都会升高。如果接受正规治疗，并定期到医院随访，则发生以上事件的几率大大降低。

孕妇得了性病怎么办？

性病有可能对孕妇和胎儿的健康产生严重的影响。孕妇及其性伴侣应接受性传播疾病感染情况的询问，并对围产期性传播疾病感染的可能性进行咨询，确保能得到所需要的治疗。高度危险的孕妇包括有较多性伴侣、有注射吸毒史、重复暴露于血制品、以前接受过输血或接受过器官移植者。有这些高危因素的孕妇可到正规医院进行检查，根据不同性病接受不同的治疗。

目前国内流行的性病中，要数HIV感染/艾滋病及梅毒对胎儿的危害最大，病原体可直接通过胎盘传给胎儿，造成严重先天性疾病。患HIV感染/艾滋病的孕妇需到当地疾病控制部门进行咨询，并接受检查或（及）治疗，由专家指导能否正常分娩及分娩后接受母婴治疗。首次产前检查应做梅毒血清学检查，妊娠3个月、7个月及临产时再复查。早期发现、早期治疗，特别是经规范的青霉素治疗，可有效降低新生儿患先天梅毒的风险。需注意的是，超过20周的早期梅毒孕妇，应住院治疗，以便监护及处理，防止出现吉-海反应诱发早产及胎儿窘迫。

生殖器疱疹有可能感染胎儿，造成流产或死胎，经阴道分娩也可能发生感染，导致新生儿死亡，尤其是妊娠初期即患疱疹的孕妇。分娩时或破膜时若在生殖道有复发性疱疹损害存在，可行剖宫产，最好在破膜后4~6小时内进行手术；对分娩时无活动性生殖器疱疹的孕妇，则无需施行剖宫产术。抗病毒治疗须接受专家指导，药物的不良反应也是要注意的。

患淋病的孕妇咽部可能为惟一感染部位。孕妇淋病中15%~35%仅从咽部分离出淋球菌。咽部淋球菌感染可使孕妇流产的发生率增加。妊娠末3个月宫颈淋球菌感染可致早产、临产前羊膜早破及产妇产褥热等，经阴道分娩也可能发生新生儿结膜等处淋球菌感染。衣原体感染也可能与早产、临产前羊膜早破、产后子宫内膜炎有关，妊娠末期3个月，也应做复查，阳性者应给予治疗。治疗须选用副反应小的药物，不要用喹诺酮、四环素类药物。根据治疗情况决定是否需行剖宫产术。

生殖器疣由人乳头瘤病毒感染引起，在妊娠期可发展较快。一般来说，经阴道分娩时传染是母婴传播的主要途径。鉴于目前生殖器疣治疗主要在于清除疣体，并且也有患者分娩后疣体消失的病例，是否需立即治疗要看具体情况。需注意禁用咪喹莫特、足叶草脂、氟尿嘧啶治疗孕妇生殖器疣，曾有用足叶草脂治疗大面积疣体引起孕妇及胎儿死亡的报道。生殖器疣不是剖宫产的指征，当产道有HPV病损时建议行剖宫产术。

得了性病就治不好了吗？

得了性病总是治不好，总是复发，这是让很多性病患者头痛的事情，严重者甚至影响到日常的工作和生活。事实上，针对一个诊断明确的性病，其治疗并不困难，即便是艾滋病，虽然目前没有治愈的特效药，但在医生的指导下接受规范的治疗与监测，也同样可以得到有效的控制。

但是有些患者一旦出现泌尿系统或生殖系统的感染，不愿意到正规医院治疗，而是相信一些路边广告，被游医扣上性病的帽子，部分缺乏医德的医生还随意夸大性病的治疗难度和危害性，加重患者心理上的恐慌。

对性病的恐慌直接影响患者的情绪，继而影响到治疗和康复。首先，患者不良的心理状况和情绪状况会导致患者的免疫力下降，因此影响疾病的发生、发展和痊愈，使性病经久难愈。其次，患者不良的心理状况会导致对治疗的依从性下降。有些患者不愿遵照医嘱进行治疗，而是打一针换一个地方；有些人对疾病绝望而放弃治疗；部分患者会因此延误了最佳治疗时机。其三，因为性病的隐私性，患者不愿意让配偶同时接受治疗，形成双方相互传染、迁延不愈的局面。

对性病的恐慌使得一些患者总是认为自己有病，反复检查，甚至同时到不同医院找不同的医生就诊，导致身心受损和医疗资源浪费。

其实性病并不难治，经过正规的治疗、正规的监测，其复发率是非常低的。诊断准确、治疗规范，性病是完全可以得到控制的。

为什么有的人性病总治不好？

大部分性病的治疗效果都比较明确，容易治疗，如性病久治不愈就应该问一下为什么。

（1）诊断是不是靠得住？性病一般要经过专门的实验室正规检测才可确诊。有些患者往往被小诊所误诊，是什么病都不知道，就到处求治、吃药，心里又烦又怕，精神负担也很重。因此，患了性病应去有资质的正规医院诊治。

（2）治疗是否系统规则？对1年内复发次数超过6次的生殖器疱疹患者，治疗时间要稍长一些，一般为半年至1年时间。因此，关键就在于治疗应该规则，要连续治疗才能有效地控制和缓解症状。

（3）不要存在侥幸心理。性病的病原体有细菌、衣原体、支原体、病毒、螺旋体、真菌、寄生虫等，治疗要针对病原体用药，否则，不仅花钱多还治不好病。有些患者错误地认为自己去药店随意买药、胡乱吃药就可以治疗，或者到无证游医处相信所谓"一针灵"，其实根本靠不住。性病治疗不能存在侥幸心理，最重要的还是要洁身自好。

（4）不幸患了性病也不要有恐惧心理。比如患者因衣原体感染继发前列腺炎，引发尿频、尿急，伴耻骨疼痛等症状，往往感到心烦意乱，伴随心理恐惧。一般来说，平时注意多喝水，多排尿，不要饮酒，只要坚持正规治疗，症状就会得到有效控制，甚至疾病痊愈，过分地在意反而适得其反。

输血会传染性病吗？

性病的传播途径主要有：性接触、输血及母婴传播。通过输血主要可传播梅毒、肝炎、艾滋病等性传播疾病。不免有人要问，医院里的血不都是经过严格的检验才能给患者用的吗，既然这样，为什么还会传染疾病呢？其原因有以下几个方面。

（1）"窗口期"因素。梅毒、肝炎、艾滋病等传染病在感染初期虽然病原体已感染机体，但机体对抗原产生的抗体尚未形成，此时检验血样，其抗体呈阴性，这就认为是"合格"的血样，被收入血库备用。当患者输入这样的血后，在短期内就可使机体感染发病。

（2）目前的检测手段还不够先进。患梅毒、肝炎、艾滋病的初期，即在"窗口期"时，抗体检测不到，但可采用基因诊断技术（PCR方法）对其病原体遗传物质DNA或RNA进行检测，提高检测阳性率。因PCR方法的实验技术要求高，成本贵，难以普及，因此，PCR方法还不能列入常规检测范围。

（3）检测方法本身的误差可造成漏检。由于实验本身的误差，可造成实验结果的假阴性，因此是构成因输血感染疾病的又一因素。

（4）由于献血员自身情况造成由于某些献血员自身的免疫力差，即便是感染了某些病原体，机体在短期内不会产生抗体，或产生抗体所需时间长，因而造成输血感染的问题。

由于以上各种情况的存在，就容易造成血液污染，成为因输血而感染性传播疾病的根本原因。

得了性病还能与人发生性行为吗？

得了性病可以与人发生性行为，但不提倡。

假如性病患者自始至终使用避孕套从事安全的性行为，可以大大降低将性病传染给性伴侣的风险，也可以降低被另一位性病患者二次感染的风险。但必须提醒性病患者的是，避孕套并不是绝对安全的，任何措施都有失败的风险。因此，性病患者在进行性行为之前，应该告知性伴侣其感染了性病，以便一起做出是否发生性行为的决定，这样才是道德的方式。

有没有患者感染性病后不出现症状？

在感染了性病的人群中，只有一部分人会出现症状，而另外一些人可能症状较轻或无任何明显的症状，尤其是妇女。以下是感染性病后不出现症状的几种情况。

（1）通过婚前、产前、入院和性伴侣追踪检查，已发现5%~20%的男性和60%~80%的女性感染淋球菌后可无症状。

（2）引起非淋菌性尿道炎的沙眼衣原体感染的患者中有1/3无症状。

（3）男性滴虫病多无症状。

（4）女性外阴、阴道念珠菌病，很多患者也无症状。

（5）10%~40%的阴道棒状杆菌或阴道嗜血杆菌培养阳性者，无阴道炎症状。

（6）30%急性乙型肝炎患者的配偶，是无症状的乙型肝炎病毒携带者。

（7）短期致死的艾滋病和成人T细胞白血病这两种疾病在感染病原体后，可分别长达5年以上或40年后才发病。

（8）危害极大的梅毒，由于梅毒螺旋体的活动性和人体抵抗力间的相互关系的变化，可以发生多次活动与潜伏交替，甚至可为终身无症状感染。

无症状的性病只有由有经验的专科医生对病史、家族史、生产史、性伴侣追踪时，结合体检和实验室检查等综合分析才能确诊。

由此可见，只凭症状是难以判断他（她）是否患有性传播疾病的，而无症状者，尤其是妇女，从某种程度上说，是更危险的传播源。

因此，要使自己降低感染性病的风险，最好的方法就是实施自我保护，进行安全的性行为。

哪些人群易患性病？

从性病患者年龄来看，性病患者以青壮年占多数，18~25岁的青年所占的比例最高。从性别看，女性较男性易于遭受性病微生物的感染，但多方统计资料表明，男性淋病患者多于女性，这也许与女性多呈隐性感染状态、在临床上难以发现有关。从地域分布情况看，城市多于农村，尤其是大城市和开放城市。从职业（或群体）分布看，据统计，患病率较高的是性工作者、推销采购人员、出租汽车司机、个体经营者等。

根据美国的有关统计资料显示，军人、移民者、同性恋者和性工作者的发病率较高，如性工作者中至少30%患有淋病。

要不要告诉孩子们有关性病等方面的知识？

孩子对世间的一切都是好奇的，研究证明，学龄前儿童已经有了朦胧的性意识，当他们询问有关性的问题时，成人应坦诚相告，既不回避，也不说谎，更不可嘲笑和斥责。家长一般不用忌讳在孩子面前讨论性病问题，因为媒体的报道或图书中时常会有这些话题，这时应对孩子进行科学合理的说明，重要的是，当孩子对性病有疑问时，就应该让他们问，然后提供明白而真实的回答。你也可以在家中准备一些书，这些书中应涉及青少年关心的事，如男女间交往、性关系、避孕以及性病知识教育等。把这些书放置在孩子们可以拿到的地方，也要让孩子们看到你自己在阅读，这样孩子们才有机会自然地提出问题。

性病对人与人之间的关系会带来哪些影响？

性病对人际关系往往造成较大影响，如何处理与性伴侣的关系则非常重要。

得了性病以后，患者往往觉得羞耻，羞于启齿，往往连自己的配偶也被蒙在鼓里。性病不会不治而愈，保守秘密的结果往往危害到别人的健康。所以，应该在接受治疗的同时，坦白告诉对方，请对方也一起接受治疗。

性病对人际关系的影响当然因人、因事、因环境而异，但往往发生以下问题。

（1）对性病的来源，如从哪里传来的、谁先传给谁的问题，将会产生怀疑与争执，因而使爱情关系或婚姻关系发生裂痕。同时，性病患者难免减少甚至停止性生活，造成两人之间感情问题。

（2）患者由于有不正常的婚外性关系，造成性病感染，又传染给配偶，这样就会遭到配偶的埋怨、谴责和鄙视，甚至吵架、要求离婚等，患者也会感到自责、悔恨交加、无地自容，终日担心夫妻、子女感情破裂或家庭解体。

（3）由于传统观念把性病和性乱、作风不正派、道德败坏看作是因果报应的关系，认为得了性病是下流、可耻、见不得人的，因而使性病患者得不到亲朋、同事和社会的同情和理解，甚至遭到嘲笑、讽刺和歧视。

手淫会感染性病吗？

手淫感染性病的说法是缺乏科学依据的。

手淫又叫自慰，从狭义的概念是指用手来抚摸、刺激自己的外生殖器，使心理上得到满足，并从性方面获得快感和慰藉的一种现象。由于受到传统意识的影响，许多人认为手淫是罪恶的，手淫者往往具有负罪感。其实，手淫是人类普遍的现象，通过手淫可使性紧张得到缓解，释放性能量，在某种程度上来说是具有积极意义的。手淫这一习惯的本身也不属于性病。

近年来，由于性病流行导致性病患者的增多，有一些人担心手淫会传染性病，甚至去医院要求检查和治疗，这是没有必要的。

性病的全称是性传播疾病，即通过性交活动而感染某些细菌、病毒、螺旋体等微生物，从而导致疾病的发生。健康者的自慰一般来说没有传染源，所以不会感染性病，但是，异性之间的相互手淫，如果一方有性病，通过手与性器官的接触，也有感染性病的可能。

男性过度手淫容易诱发前列腺炎，前列腺炎导致的脓性尿道分泌物往往造成患者心理恐慌，误以为得了性病，这一点应加以区分。

使用避孕套能预防生殖器疱疹吗？

使用避孕套会有一点帮助，但却难以完全预防。如果不慎与处在活动期中的患有生殖器疱疹的人发生性关系，还是极容易传染上生殖器疱疹的。

孕妇得了生殖器疱疹怎么办？

首先要把感染生殖器疱疹以及以前有无感染等事实如实告诉医生，医生会根据患者的情况而采取适当措施，如是否需要药物治疗、是否选择剖宫产以及在生产时如何防止婴儿的感染、产后对新生儿的监测等。

生殖器疱疹会导致宫颈癌吗？

近10年的研究发现，生殖器疱疹常常和子宫颈癌并发，单纯疱疹病毒Ⅱ型感染多发生在青春期以后，并且与性活跃有关。子宫颈癌的发病也与性活跃有关，子宫颈常是病毒复制、繁殖的部位，临床已证明，在单纯疱疹病毒Ⅱ型感染的妇女当中，其子宫颈上皮细胞不典型增生的发病率高，且患过生殖器疱疹的妇女发生子宫颈癌的几率比未患过生殖器疱疹的妇女要高5~10倍，但目前并没有证据表明生殖器疱疹会直接导致宫颈癌。

孕妇生殖器疱疹对胎儿有什么影响？

妊娠期母体感染单纯疱疹病毒Ⅱ型后，如果是原发性生殖器疱疹，传染给新生儿的风险为60%~70%，新生儿感染者大部分为全身性感染，症状严重，新生儿死亡率达80%，如果感染位于中枢神经系统，死亡率达30%，如果系皮肤、黏膜、眼睛感染，死亡率低，但经常遗留严重的后遗症。原发性生殖器疱疹所引起新生儿疱疹临床危害大，但分娩期原发性生殖器疱疹的发病率不高。若母体感染复发性生殖器疱疹，则传染给新生儿的机会低于10%，多侵犯中枢神经系统或局限于某些部位，全身症状较轻。如母体无生殖器疱疹的症状，只是在阴道内存在单纯疱疹病毒Ⅱ型，亦可有40%~60%的新生儿被感染，因此应积极防治生殖器疱疹。

你知道梅毒的起源吗？

梅毒的起源问题是研究世界医学史的学者们争论的课题。关于梅毒的起源有两种学说：一是美洲起源学说，1493年，哥伦布船队上的水手从西印度洋群岛美洲大陆染病后将病原体带回西班牙，梅毒转瞬间即在西班牙国内流行。1494年，法兰西国王查理八世攻打意大利时，梅毒正蔓延于意大利国内，接着更进一步扩大到整个欧洲大陆。亦有考证在美洲印第安人的骨骼里留有梅毒病损的遗迹。二是古代源发学说，此说认为，在古代社会中，该病已存在于欧亚大陆，而不是从美洲大陆传入的。梅毒在15世纪末已经开始流行，并且由于战争的影响传播得更加广泛，病变更加严重，正好与哥伦布的返回时间巧合。但是，有的学者并不认同，因为从欧亚大陆发掘出来的大量石器时代的人骨分析表明，并没有梅毒病的存在。

梅毒是何时传入中国的？

哥伦布的船队于1498年绕过好望角到达印度，由染病的船员将梅毒传入印度，1505年，梅毒传入中国东南沿海地区的广东省，故又称为"广东疮"或"杨梅疮"，并引起大流行。此后，梅毒又蔓延至全国各地。

中华人民共和国成立前，梅毒在我国发病情况相当严重，中华人民共和国成立后，由于人民政府采取了一些积极有力的措施，经过10多年的努力，在大陆上基本消灭了此病。近20多年来，此病又死灰复燃。

外阴出现无痛性溃疡是性病吗？

有位男青年来到性病专科门诊，要求诊治外生殖器皮肤病。他告诉医生说，几天前，发现自己的阴茎龟头处有一个小溃疡，但奇怪的是没什么异常感觉。医生检查发现，患者阴茎龟头处有一个直径约1cm的圆形、浅表性溃疡，边缘整齐，表面较洁净，可见少许渗出液。医生戴上胶皮手套，触摸溃疡处，有软骨样硬度，但无压痛。追问病史，患者在3周前有不洁性交史。医生初步诊断，是一期梅毒——硬下疳。

医生为什么如此诊断呢？因为硬下疳主要有以下几个特点。

（1）不洁性交后3周左右出现（一般2~4周）。

（2）最常发生在外生殖器部位，但也可发生在口唇、舌、肛门或手指等处。

（3）常为单个，不痛不痒，边缘清楚，为蚕豆大小溃疡，表面糜烂，有少量渗出物，呈牛肉色，触之硬似软骨。

（4）附近淋巴结无痛性肿大。

（5）未经治疗5~7周可自行消退。

由于一期梅毒的特点，加上性病患者讳疾忌医的心理，使得许多早期梅毒患者延误病期，错过诊治疾病的良机。

大多数的梅毒患者都是在出现第二期梅毒疹时方来就医，这说明多数梅毒患者忽视了一期梅毒的症状或看到硬下疳自行消退而认为是自愈了。其实，这正是梅毒病可怕的特点。在梅毒的整个病程中，症状随时都可能减退或消失，临床上称之为潜伏梅毒。然而，这并不意味着病情的好转，只是机体抵抗力与梅毒螺旋体斗争过程的临床反应。硬下疳出现的部位是梅毒螺旋体进入身体内的地方。在发生硬下疳的同时，病原体已进入血液循环，并播散到全身各个组织器官，即使硬下疳的症状暂时消失，但病原体仍在身体内繁殖，因此梅毒的硬下疳期很重要。如果在硬下疳期就能发现并得到及时治疗，那么患者几乎都能治愈，但如果错过这个时机，治疗效果及愈后就很难保证，故硬下疳期可谓最佳治疗期。

总之，无论梅毒还是其他性传播疾病，都是治疗越早，治疗效果越好，愈后也越乐观。

什么是HPV？

HPV是人乳头瘤病毒的英文缩写，属DNA病毒。HPV有很多亚型，已证实有100种以上的抗原型，可分为高危型和低危型。HPV亚型中至少有10种与尖锐湿疣有关（如6、11、16、18及33型），最常见的6、11型为低危型，而高危型HPV如16、18型，则与宫颈癌、外阴癌及阴茎癌等密切相关。大量的研究发现，宫颈癌的发生与HPV的关系非常密切，在绝大多数的宫颈癌标本中均可检出不同型别的HPV，HPV感染和宫颈癌前病变发展至宫颈癌有直接的联系。HPV在温暖、潮湿的环境中易生存、增殖，因此，外生殖器是最易感染的部位。病毒可自身接种，故发生于肛门等部位的损害常出现于两侧接触面。

什么是艾滋病？

艾滋病即获得性免疫缺陷综合征（AIDS），是由人类免疫缺陷病毒（HIV）感染引起的以T细胞免疫功能缺陷为主的一种混合免疫缺陷病。正常状态时，人体内免疫系统具有良好的防御作用，抵抗各种病原体的侵袭。HIV感染人体后，把人体免疫系统中最重要的辅助性T淋巴细胞作为攻击目标，严重破坏辅助性T淋巴细胞免疫功能，从而使整个人体免疫系统遭到破坏，病原体及微生物得以趁机经血液循环及破损伤口长驱直入。此外，身体中一些不正常细胞，例如癌细胞，也同样趁机迅速生长繁殖发展成各类肿瘤，最终人体丧失对各种疾病的抵抗能力而死亡。因此，艾滋病不是一种病症，而是一种综合征，当病毒瓦解了人体内免疫系统之后，人就会由于各种各样的疾病缠身而丧生。

你知道艾滋病的起源吗？

艾滋病起源于非洲，有学者认为是西非绿猴携带的逆转录病毒感染了人类。20世纪70年代，由旅游者和从非洲经海地的移民者带入美国。1981年6月，美国洛杉矶发现5例男性同性恋者因患卡氏肺孢子虫肺炎而死亡，同年7月，又发现26例卡波西肉瘤患者，相同的情况也出现在静脉吸毒人群中，1981年，美国疾病控制中心（CDC）第一次以新的独立的综合征（AIDS）向全世界报道，1982年正式将这种新的疾病命名为获得性免疫缺陷综合征。此后不久，艾滋病迅速蔓延到了各大洲，并逐渐引起世界卫生组织（WHO）及各国政府的高度重视。1985年6月，一名美籍阿根廷青年男性游客由上海入境，因患艾滋病治疗无效死于我国境内，这是出现在我国的首例艾滋病患者。

你了解艾滋病病毒吗？

HIV是人类免疫缺陷病毒的缩写，亦称艾滋病病毒，是一种能生存于人的血液中并攻击人体免疫系统的逆转录病毒。1983年，著名的法国巴斯德研究所肿瘤病毒室主任Montagnier首先从一名患淋巴结综合征的男性同性恋者的淋巴结中分离到一种艾滋病的淋巴结相关病毒（LAV）。1984年，美国国立肿瘤研究所的研究人员也报告从艾滋病患者血液标本中分离到多株逆转录病毒，命名为人嗜T淋巴细胞病毒Ⅲ型（HTLV－Ⅲ）。后来证明，这两种病毒为同一种逆转录病毒的变种，并肯定其为引起艾滋病的病原体。1986年7月25日，世界卫生组织（WHO）发布公报，国际病毒分类委员会会议决定，将艾滋病病毒改称为人类免疫缺陷病毒，简称HIV。

HIV呈袋状球形，直径约150nm，包膜由一薄层类脂质构成，具有抗原性。它是单链RNA病毒，并有特殊的逆转录酶，能以单链RNA作为模块，转录为双链DNA，与宿主细胞的DNA结合后逆转录为病毒的单链DNA，因此感染HIV后，病毒的核酸永远与宿主细胞结合在一起，使得感染不能消失，机体无法清除病毒。

HIV可以侵袭人的免疫系统（即人体抗各种外来感染的自然防御系统），把人体免疫系统中最重要的CD4+T淋巴细胞作为攻击目标，大量吞噬、破坏CD4+T淋巴细胞，从而使整个人体免疫系统遭到破坏。随着人体免疫力的降低，人会越来越频繁地感染上各种致病微生物，或出现各种肿瘤，最终使人体丧失对各种疾病的抵抗能力而死亡。HIV是一种变异能力极强的逆转录病毒，一方面人体免疫系统产生的抗HIV抗体是毫无作战能力的非保护性抗体，另一方面抗体的产生总落后于病毒的变异，从而无法阻止病毒的繁殖和扩散，并给药物治疗和疫苗研制工作造成了极大困难。

HIV对外界环境的抵抗力较弱，在人体外存活时间很短，离开人体后常温下只可生存数小时至数天，高温、干燥以及常用消毒剂都可以杀灭这种病毒。虽然目前还没有能够有效预防艾滋病的疫苗，但已经有用于临床治疗的多种抗病毒药物能有效地抑制人体内HIV病毒的复制，在很大程度上缓解艾滋病患者的症状，延长患者的寿命。

感染者哪些体液中的艾滋病病毒有传染性？

HIV主要存在于艾滋病病毒感染者和艾滋病患者的血液、精液、阴道分泌物、乳汁、脑脊液、伤口渗出液中，在传播中起主要作用的是血液、精液和阴道分泌物，病毒分离率最高，有很强的传染性。

其他体液中，如眼泪、唾液和汗液，HIV存在的数量很少，一般不会导致艾滋病的传播。

艾滋病通过哪些途径传播？

艾滋病的主要传播途径有三个。

（1）性接触传播：这是世界上最主要的艾滋病传播途径。同性或异性之间的性接触均可导致艾滋病的传播，性伴侣越多，感染艾滋病的机会越大。感染者精液或阴道分泌物中有大量病毒，在性活动（包括阴道性交、肛交和口交）时，由于局部摩擦易造成生殖器黏膜破损，病毒会趁虚而入，进入未感染者的血液中。直肠黏膜较阴道壁更容易破损，因此，肛门性交的危险性比阴道性交的危险性更大。

（2）血液传播：血液传播是感染最直接的途径。与艾滋病病毒感染者共用针头、针管吸毒是我国目前感染 HIV 最主要的行为。另外，输入或注射被 HIV 污染的血液或血液制品，使用了被血液污染而又未经严格消毒的针具、拔牙工具、剃须刀等刺穿人体的物品也能够传播病毒。

（3）母婴传播：感染了 HIV 的妇女可能通过怀孕、分娩过程或是通过母乳喂养将病毒传给胎儿或婴儿。

（4）其他途径：如器官移植、人工授精等也可能传播艾滋病。由于 HIV 只存在于体液中，也只能从感染者的体液中向体外排出，它不会通过呼吸道随呼气呼出，也不会通过消化道从粪便中排出，因此，日常饮食和呼吸均不会造成威胁，即使同桌吃饭、同室呼吸、共同使用一个浴盆和厕所也不会造成感染。

针灸、纹身会感染艾滋病吗？

针灸、纹身有可能会感染艾滋病。

我们知道，针灸、纹身是采用针器对皮肤进行侵入性的接触，如果针器经过消毒而不含有 HIV 则不会感染艾滋病。然而，在特殊情况下，如共用或使用了被 HIV 污染而未彻底消毒的针器，HIV 可能通过血液进入人体内，从而使人体感染艾滋病。

口交会感染艾滋病吗？

性交是艾滋病最常见的传染方式。不论用何种方式性交，只要在双方直接紧密接触的部位有微小创伤，都有可能被传染上。口交过程中，一方难免有牙龈炎、口腔溃疡等口腔常见病，而另一方的外生殖器又难免在口交时被对方的牙齿划伤，均有可能造成HIV的渗出或侵入。所以，对于口交不能报以侥幸心理。

什么是尖锐湿疣？

尖锐湿疣表现为生殖器、会阴、肛门等部位的乳头状良性增生。潜伏期为3周~8个月，平均为3个月，损害大小及形状不等，初发为柔软的淡红色小丘疹，可逐渐增大，表面颗粒状增殖而粗糙不平，或互相融合呈菜花状。尖锐湿疣主要通过性接触传染，也可通过污染的生活用具传染，是现代社会最常见的性传播疾病之一，其发病率逐年上升，据不完全统计，近15年来，美国尖锐湿疣的发病数增加了5倍，尖锐湿疣在我国也是最主要的性病之一。由于其传染性强，易复发，且与生殖器恶性肿瘤有关，因此受到医学界的重视。

如何知道自己是否得了尖锐湿疣？

尖锐湿疣多发生于青年人，疾病进展缓慢，患者多在无意中发现生殖器处长有无痛性疣状增生物。尖锐湿疣患者皮损初期为小的淡红色丘疹，后逐渐长大，表面呈凹凸不平的柔软乳头样病变，有的呈菜花状，根部可有蒂，表面湿润呈污灰色，时间较久者表面可有糜烂、渗液，偶有痒感而搔抓，可继发细菌感染，表面出现脓性分泌物，有臭味和疼痛。男性好发于阴茎、龟头、包皮、包皮系带、腹股沟、肛门和直肠等处，包皮过长的患者更易患病。尿道内也可发生尖锐湿疣，但多见于尿道口。女性好发于阴唇、阴道口、尿道、宫颈、肛周等部位。在生殖器部位出现这种疣状赘生物应怀疑尖锐湿疣的可能，应及时到医院去就诊，明确诊断后及时治疗。

尖锐湿疣会癌变吗？

尖锐湿疣由人乳头瘤病毒（HPV）感染所致，人乳头瘤病毒与致癌相关，近年来越来越受到人们的重视。研究表明，人乳头瘤病毒与某些恶性肿瘤的发生有一定关系，转化通常需要5~40年。一般尖锐湿疣极少会发生癌变，这与人乳头瘤病毒的类型、毒力大小及致癌强弱有关，特别是宫颈癌，发生恶变者与HPV16、18、31、33型感染有关，同时也与遗传因素、物理化学刺激、其他病原微生物感染、个体差异、免疫力强弱等因素相关。所以，并不是所有HPV感染者都会转变为宫颈癌或癌前病变，发生这种转变的只是很少一部分患者，HPV感染转变为癌的比例约为500：1。小部分患者外阴、肛周及宫颈湿疣可发展为原位癌和浸润癌。巨大型尖锐湿疣也可继发癌变。患尖锐湿疣后，不适当的治疗和刺激可加快恶变，一定要到正规医院积极治疗。

性交后口服抗生素能预防性病吗？

有人认为性交后服用抗生素，或者定期使用抗生素（有人每月打一针青霉素，还有人定期口服红霉素或外用抗生素药膏）可以预防性病。这种做法是错误的，甚至是有害的。

首先，性病的种类多，不可能有哪一种抗生素对所有的性病都有效。使用抗生素治疗病毒引起的性病（生殖器疱疹和尖锐湿疣）根本无效。

其次，即使是细菌引起的性病，抗生素治疗是有效的，但是，如果是为了预防的目的，用哪一种抗生素、剂量多少、疗程多长都没有严格的论证。自己随便用药，不仅不能杀灭病菌，反而会诱导病菌对抗生素产生耐药性，使得以后的治疗更加麻烦。

最后，性交后使用抗生素，万一感染了性病，不规则使用的抗生素会掩盖症状，妨碍诊断，贻误病情。

因此，预防性病最有效的措施还应该是洁身自好。

有什么办法可以避免感染性病？

有什么办法可以避免感染性病呢？这对于性行为活跃的年轻人尤其重要。以下几点是应该考虑的。

（1）假如可以等待安全性行为，就等待。

（2）请当心，和越多的人从事没有防护的性行为，就越可能被感染。

（3）在从事阴道、肛门性交或口交时，应自始至终使用避孕套加杀精剂。请记住原则：每一次进行性行为时，都要提倡安全的性行为。

（4）随时注意观察症状。假如阴茎、阴道或肛门里面、表面或四周有任何不寻常的分泌物、伤口、脓疱、肿块、瘙痒或疼痛，或假如和一位被认为可能感染性病的人进行性行为的话，事后请及时找医生做检查。假如有任何疑问，做检查总是一件明智的事。同时，注意先停止性活动。

（5）有症状要及时看医生，否则感染会加重，也可能将感染传染给另一个人。有许多正规医院可以在完全保密的情形下做检查和检验。

（6）假如性行为活跃，请定期做医学检查。由于可能得了某种性病而从未出现任何症状，因此请不要等到察觉有问题时才去做检查。请计划一年至少接受1~2次检查，以确定未受感染。女性每年应做乳房及盆腔检查，在进行盆腔检查之前，不要冲洗阴道、从事性行为或使用任何阴道栓剂，因为这会使医生更难检查可以显示感染的阴道分泌物。假如检验结果显示感染一种性病，请告知性伴侣，以便他或她也接受治疗，使你们彼此不会再重复感染。

避孕套能预防性病吗？

使用避孕套在绝大多数情况下可以起到预防性病的作用，但是并不能完全避免。在某些特殊情况下，即便使用避孕套仍有可能感染性病，如以下几个方面。

（1）使用了质量差、大小不合适的避孕套。主要是因为避孕套的质量不好，或由于大小不合适，在使用过程中发生避孕套破裂，阴道分泌物进入套中或男性分泌物流出套外而造成感染。

（2）性交结束后在摘套时，套外的分泌物污染了阴茎，而又未及时地清洗而造成感染。因此，在性交结束后，一定要用肥皂水清洗外阴部2~3次，这样即便是污染了阴茎，由于及时地清洗，也可以避免感染。

（3）有些性病的病损不在阴道内，而在外阴部表面，如硬下疳、尖锐湿疣等病损在阴阜或大阴唇等处。这种情况下，避孕套就起不到预防感染的作用了。

由上述可以看出，避孕套是不能完全起到预防感染性病作用的，真正地预防性传播疾病，只能洁身自爱，提高性道德认识。

我们能彻底消灭性病吗？

中华人民共和国成立初期，我国政府采取了大量措施控制性病，在一段时间内，性病完全绝迹。那么，在对外交流日益广泛的今天，我国还能再次消灭性病吗？专家们的回答是：彻底消灭性传播疾病是不太可能的，但有效地控制性传播疾病的蔓延，则是完全可以做得到的！

那么，如何才能有效地控制性传播疾病蔓延呢？中华人民共和国成立初期，我国通过封闭妓院、取缔卖淫来切断传播渠道，同时对娼妓进行治疗，有效地消灭了传染源，再加上群防群治，才最终消灭了性传播疾病。然而，目前情况有了变化，再加上一些人受西方性解放思想的影响，性行为方式有所改变，使性传播疾病的流行有了一定的市场。因此，在短时间内控制性传播疾病蔓延是很困难的。专家们认为，目前的战略只能是减少传染源，控制传播途径，采取的具体有效措施是：严厉打击卖淫、嫖娼活动；对性传播疾病多发的重点人群进行普查，而且查出必治，治必彻底；各种健康检查、婚前检查要增加性传播疾病检查项目；特别是对献血人员必须检测相关性传播疾病；加强血液制品管理。由于性传播疾病是一种典型的社会性疾病，因而需要卫生、公安、民政、工会、妇联、共青团密切配合，进行综合治理，才能使性病的传播得到有效的控制。当然，最根本的措施是人人要洁身自好和自我防护，通过健康的社会交往，充实人们的精神世界。相信在全社会的共同努力下，性传播疾病会得到更好的控制。

口交会传染性病吗？

有部分人认为通过口交方式不会传染性病，这是一种错误的认识。医学研究证明，通过口交方式能够传染多种性病，如梅毒、淋病、非淋菌性尿道炎、尖锐湿疣、生殖器疱疹、艾滋病、肝炎等。

儿童怎么也会得性病？

近年来，儿童性病的发病率不断上升，其感染途径来自以下多方面。

（1）来自家庭内部的感染，多半是由患病的家庭成员（父母、保姆等），通过日常生活中的密切接触而感染儿童。如通过孩子与母亲共用的浴盆、浴巾等方式传染给孩子，造成儿童感染性病。

（2）来自公共场所的感染，大多发生在幼儿园入托的儿童，接触被性病病原体污染过的物品而感染。

（3）来自医源性感染，大多是因输血而感染。

（4）先天性感染，如先天性梅毒和艾滋病，是因为母亲在怀孕期间或怀孕前感染了性传播疾病而通过垂直感染方式，造成儿童的先天性感染。

（5）性虐待引起感染。

由上可看出，儿童也可通过各种方式感染性传播疾病。因此，家长和社会一定要提高认识，确保儿童的健康成长。

同性恋者易感染性病吗?

1981年，美国在世界上首次报告了在男性同性恋者中发现的一种新的性传播疾病——艾滋病。

在美国，73%的艾滋病患者是同性恋或双性恋的男性。那么，为什么同性恋者（主要为男性同性恋）容易发生性传播疾病呢？让我们先了解一下什么是同性恋及同性恋者的性行为方式。人类正常的性关系是在异性之间，通过外生殖器交媾进行性行为，而同性恋则是在同性之间发生的此种交媾行为，其中包括男性同性恋和女性同性恋。

男性同性恋主要是通过手淫和鸡奸来发泄性欲，女性同性恋一般比男性为少，由于她们主要是通过手淫进行性行为，故危害比男性要小。

目前，医学家认为男性同性恋者易患性传播疾病，尤其是艾滋病，可能有以下两个原因。

（1）鸡奸时，阴茎插入肛门，器官伸展受限引起裂伤、出血等，致使精液和血液中的病原体直接通过伤口血液传染或相互感染。由于直肠黏膜比阴道壁脆弱得多，况且男性本身性欲较强，容易冲动，因而男性之间发生的性行为往往是粗暴和剧烈的，强暴的性行为可能使直肠黏膜受到破坏。此外，肛门是人体排泄粪便的地方，滞留着许多消化道的寄生虫和病菌，这些病原体可进入血液循环，引起感染。因此，目前国外已将甲型肝炎、阿米巴病等也列入性传播疾病范畴中。

（2）由于男性同性恋毕竟是少数，这种人群的范围也有限，因此他们只能在有限的范围内发生性关系，形成自己的小圈子，因而一旦性传播疾病引进同性恋盛行地区，这组人群的发病率便急剧上升。在美国，有的同性恋者的"恋人"很多，甚至一天晚上可与十几个人发生性关系，这种乱交行为会使性传播疾病很快扩散。因此，男性同性恋在传播性传播疾病上比异性恋危害更大。

接吻能传染性病吗?

很多人认为,性病仅仅是通过性交传染的,接吻不会传染性病。事实并不是这样的,通过接吻也能传染性病,例如通过接吻可以传染梅毒。由于性行为方式的转变,梅毒患者病变部位除了发生在生殖器和会阴部外,还可以发生在口唇或舌部。早期梅毒病变部位有大量的梅毒病菌存在,如果与这样的患者接吻,就会有被传染梅毒的可能。因此,在不了解对方健康状况的情况下,要慎防与对方接吻,以免染上性传播疾病。

喉咙与直肠也会生性病吗?

喉咙与直肠也有可能感染性病。如果与患有性病的人进行口交,喉咙会受到感染,同理,与患有性病的人进行肛门性行为,直肠也会受到感染,在男男接触的患者中多见。只要接受专门医生的治疗,两者均能治愈。

肝炎能通过性行为传播吗?

目前已发现的肝炎种类有甲型、乙型、丙型、丁型、戊型、庚型肝炎,其中能够通过性行为广泛传播的主要是乙型肝炎和丙型肝炎。这两种肝炎可通过生活中的密切接触,如食品、唾液、阴道分泌物、精液等直接或间接地感染对方,尤其在这两型肝炎的活动期,传染性大。因此,定期体检了解自己的身体状况,对性传播疾病的预防有积极作用。

哪些因素可引起女性的白带异常?

可引起白带异常的有两大类因素。

(1)生理性因素:在正常生理状态下,阴道自行分泌出少量白色、半透明状或呈乳胶状液体,其作用是维持正常的阴道菌群平衡。正常女性的白带会随着月经周期出现周期性的变化，在一些特殊情况下，如月经前后、生活环境的改变等因素的刺激下，可造成一过性的白带改变，这也是一种正常的生理反应。

（2）病理性因素：几乎所有的性病都可造成女性白带的异常，如淋病、非淋菌性尿道炎、真菌性阴道炎、滴虫性阴道炎等。每一种性病引起的白带异常都有各自的特点，根据这些特点和实验室检查，即可准确诊断是哪种病原体感染。

病 因 篇

◆ 梅毒的病因是什么?

◆ 梅毒的传染途径有哪些?

◆ 梅毒的潜伏期有多久?

◆ 淋病的病因是什么?

◆ 尖锐湿疣的病因是什么?

◆ ……

梅毒的病因是什么?

梅毒的病原体为螺旋体,因其透明不易染色,称之为苍白螺旋体,即梅毒螺旋体,1905年由法国科学家Schaudinn与Hoffmanu首先发现并报告,其主要传播途径是性传播。梅毒螺旋体在体外不易生存,一般消毒药水如升汞、苯酚、乙醇,肥皂水,煮沸及干燥的环境均易使其死亡,但在潮湿之器皿和毛巾上可存活数小时,对寒冷抵抗力强,0℃时可存活1~2天,-78℃经数年不丧失传染性。梅毒螺旋体在体内可长期生存繁殖,只要条件适宜,便以横断裂方式一分为二地进行繁殖。梅毒螺旋体肉眼看不到,透明不易着色,故用普通显微镜很难看到,临床上常用暗视野显微镜进行检查并观察其特殊的运动方式,此外,亦可用银染法和免疫荧光技术进行检查。

梅毒的传染途径有哪些?

梅毒的传染源是梅毒患者。其传播途径如下。

(1)性接触传染:这是最主要的传播途径,占95%以上。未经治疗的梅毒患者,在感染后的1~2年内最具有传染性,因为患者的皮肤或黏膜损害内(或渗出液)含有大量梅毒螺旋体,极易通过性接触使对方受到感染。随着病期延长,传染性越来越小,感染2年以上,一般传染性减小。

(2)母婴传播:在妊娠期内,梅毒螺旋体可通过胎盘及胎盘的脐静脉进入胎儿体内,引起胎儿在宫内感染,多发生在妊娠4个月以后,导致流产、早产、死胎或分娩胎传梅毒儿。一般认为,孕16周前,梅毒螺旋体不易穿越胎盘;孕16周后,胎盘中的滋养细胞减少,并逐渐萎缩,至24周后完全退化,梅毒螺旋体则可顺利通过胎盘进入胎儿体内。但近年国外资料指出,妊娠7周时,梅毒螺旋体即可通过胎盘,由于胎儿免疫系统尚未成熟,所以对感染不发生反应。此外,病期2年以上的梅毒妇女,妊娠后仍可传染胎儿,但传染性比早期梅毒低。

(3)血液传播:输入梅毒患者血液亦可被传染。

（4）其他：少数可通过性接触以外途径导致传染，如接吻、哺乳等。其次为间接接触传染，如接触被患者分泌物污染的衣裤、被褥、毛巾、食具、牙刷、便桶、剃刀、烟嘴等也可引起传染，但几率极低。

梅毒的潜伏期有多久？

在通过上条所述几种途径接触梅毒患者后，经过2~4周潜伏期，在侵入部位首先发生的损害称一期梅毒即硬下疳（母婴或血液传播可以没有这个损害）。由于机体的抵御能力，一部分梅毒螺旋体被消灭，损害逐渐消退，成为潜伏梅毒，与此同时，另一部分螺旋体进入身体各个部位，出现各种临床症状，称二期梅毒。二期梅毒如不经治疗可自行消退，再次进入潜伏期，以后可能复发，再次消退，又进入潜伏期，如此反复交替发生可达1~2年，每次复发后的潜伏期越来越长，而皮损数目则越来越少。感染2年或更长时期，如在皮肤、黏膜、骨骼等处再次出现损害，数目少，局限性，破坏性大，则进入三期梅毒，虽然有些不经治疗也可自行消退，但遗留瘢痕，此后可潜伏多年，甚至终身无客观症状。少数出现心血管系统或神经系统的损害，影响脏器功能，甚至危及生命。

淋病的病因是什么？

淋病的病原菌为淋球菌，又称淋病奈瑟菌或淋病双球菌，是在1879年由Neisser从急性尿道炎、宫颈炎及新生儿急性结膜炎患者的分泌物中分离出的革兰阴性双球菌，呈卵圆形或肾形，成对排列，邻近面扁平或稍凹陷，有时两菌可稍有大小不同，直径为0.6~0.8μm，常存在于多形核白细胞的胞浆内。淋球菌离开人体后不易生长，对外界环境的抵抗力弱，42℃下可存活15分钟，50℃下只能存活5分钟，在完全干燥的环境中1~2小时后即死亡，但在潮湿环境和脓汁中则能保持传染性10余小时，甚至数天。对一般消毒剂亦很敏感，1%苯酚处理后1~3分钟死亡，0.1%升汞溶液可使其迅速死亡。

尖锐湿疣的病因是什么?

尖锐湿疣的病原体是人乳头瘤病毒(HPV),属于DNA病毒,病毒颗粒直径为50~55nm,侵犯人体的皮肤和黏膜局部的上皮细胞,引起潜伏感染或(和)乳头瘤样皮疹等。人是惟一宿主,组织培养尚未成功,该病毒可经血液循环扩散。应用核酸杂交技术,现已分离出100多型HPV,部分HPV的DNA基因组已被分子克隆及完全测序。在临床上,HPV的类型与引起不同种类的疣相关,不同类型的HPV可感染引起皮肤损害、非生殖器黏膜或生殖器的损害。能够引起生殖器尖锐湿疣的HPV有30多个亚型,其中以6、11、16、18型最常见。根据被感染细胞是否能转变为癌,即根据其致癌的危险程度区分,可将HPV分为高危型、中危型和低危型,目前公认属高危型的HPV主要有16、18、31、35、39、45型等。

尖锐湿疣的传染途径有哪些?

尖锐湿疣主要通过性接触传染,平均潜伏期是0.5~20个月,平均为3个月,60%~66%的患有生殖器疣的性伴侣在3个月内将会出现尖锐湿疣,而其余的性伴侣是否存在亚临床感染尚不清楚。婴幼儿尖锐湿疣可能是由于分娩过程中胎儿经过HPV感染的母亲产道或在出生后与母亲亲密接触而感染。少数人可由间接接触感染,如可通过污染的日常生活用品如内裤、浴巾、浴盆等感染。

为什么儿童肛周也会发生尖锐湿疣?

肛周尖锐湿疣常见于同性恋者或者有肛交史异性恋者,但为什么儿童肛周也会发生尖锐湿疣呢?临床上经常看到婴儿和青春期男女儿童可发生肛周尖锐湿疣,女性儿童还可有外阴湿疣。具体是如何传染很难判断,猜测可能与人乳头瘤病毒长期潜伏、受到过性虐待或通过日常用具传播有关,但不能确定。有些学者认为儿童肛周尖锐湿疣是从身体其他部位自身接种过来的，国外有些学者认为肛周湿疣是儿童性虐待的标志，但大多数学者认为可能还是通过日常接触公用浴盆、便器、床铺、衣裤等传播，主要与卫生条件差、个人卫生习惯差有关。

人体免疫力与发生尖锐湿疣有什么关系？

发生尖锐湿疣的危险因素是多方面的，包括年龄、性伴侣数、性交频率以及机体免疫状态。免疫功能降低或身体衰弱时易患尖锐湿疣，如肾异体移植者患尖锐湿疣的风险增加，女性肾移植者中，27%患者16型或18型HPV阳性。HIV感染者免疫力受到抑制，故发生HPV感染及患HPV相关肿瘤的几率增加。

HPV有致癌性吗？

HPV不仅是尖锐湿疣的致病因子，而且与肿瘤有关。宫颈癌、阴茎癌、外阴和肛周癌组织中均可检出HPV，大约90%宫颈癌的HPV感染亚型为16或18型，16、18、31、39型被称为高危型HPV。在临床中，宫颈部位的尖锐湿疣更应该注意是否癌变，有报告称10%宫颈HPV感染的妇女在1年内将发展为宫颈癌前病变，但生殖道HPV感染与发生癌变与否关系则尚不明确，可能与宿主免疫状态改变或接触其他致癌物质有关。在外阴、阴道和阴茎的癌前病变中均可发现HPV感染。

生殖器疱疹的病因是什么？

生殖器疱疹的病原体是单纯疱疹病毒（HSV），是双链DNA病毒，属于人类疱疹病毒亚科，HSV直径约为150nm。单纯疱疹病毒分为两型即HSV–1和HSV–2，人类是HSV的惟一宿主，HSV离开人体则不能生存。该病毒对热和干燥较敏感，在50℃湿热环境下或90℃干燥环境下30分钟即可灭活，一般消毒剂、紫外线、乙醚、乙醇、氯仿等均可使之灭活。HSV-1主要通过呼吸道、皮肤和黏膜密切接触传染，引起口唇、咽、眼及皮肤感染，约10%亦可引起生殖器感染；HSV-2是生殖器疱疹的主要病原体（90%），主要通过性交传染，存在于皮肤和黏膜损害的渗出液、精液、前列腺分泌液中，引起原发性生殖器疱疹。HSV具有嗜感染神经而形成潜伏感染状态的特性，因此原发性生殖器疱疹消退后，残存的病毒长期潜存于骶神经节，进入潜伏感染状态。当机体抵抗力降低或某些激发因素如受凉、发热、感染、创伤、月经、劳累等因素作用下，体内潜伏的病毒激活而疾病复发。

生殖器疱疹复发会有哪些诱因？

复发性生殖器疱疹的诱因多为发热、月经来潮、频繁的性接触、情绪激动、气候改变、过度劳累、熬夜等。需要指出的是，这些诱因不是生殖器疱疹复发的惟一因素，有部分患者复发时无明显诱因。

为什么生殖器疱疹会反复发作？

HSV-2是生殖器疱疹的主要病原体，通过性接触传染。在性接触过程中，HSV-2随体液经破损的黏膜或皮肤入侵上皮细胞内进行复制，破坏上皮细胞，引起炎症和免疫反应。皮损消退后，病毒潜伏于骶神经根区。HSV-1经唾液传染，主要引起口唇等部位的疱疹病，潜伏于面部的三叉神经根和颈上神经节内。在受到某些因素激惹，病毒复活，沿神经移行至皮肤黏膜，引起疾病复发。抗疱疹病毒的药物只能阻止病毒复制，减轻症状，减少水疱和溃疡的发生，加快皮损愈合，减少排毒，缩短病程，但并不能完全将病毒从人体清除，故生殖器疱疹易反复发作。

人体免疫力与生殖器疱疹复发有什么关系？

一般原发性生殖器疱疹损害愈合后1~4个月复发。HSV-2感染后1年内约60%的患者病情复发，多者1年可复发6次以上。HSV-1感染后复发率约为14%，复发症状一般较轻，病程也较短。免疫功能低下或缺陷及服用免疫抑制剂的患者更易感染HSV，可发生血源播散性HSV感染，患者往往有广泛的皮肤黏膜损害、内脏损害和中枢神经系统损害，临床上出现相应症状，预后不佳。

非淋菌性尿道炎的病因是什么？

非淋菌性尿道炎（NGU）是指由淋球菌以外的其他病原体，主要是沙眼衣原体、解脲支原体所引起的尿道炎。感染方式以性接触传播为主，其次是手、眼或接触被患者污染的衣物、器械等物的间接传染。40%~50%的非淋菌性尿道炎由沙眼衣原体引起，应用单抗隆抗体技术及免疫荧光测定法已测知衣原体至少有19种血清型，其中8型（D、E、F、G、H、I、J、K）已证实与尿道炎有关，以D、E、F型最为常见。衣原体不能在细胞外独立生活，对外界环境抵抗力弱，不耐热，在室温中迅速丧失传染性，60℃时10分钟即可将其杀死，用乙醚30分钟、0.1%福尔马林24小时以内可将衣原体灭活，在4℃时能够良好存活约24小时，-70℃传染性可长期保存。30%的非淋菌性尿道炎由解脲支原体所引起，对外界环境敏感，45℃时15分钟即可被杀死。10%~20%非淋菌性尿道炎可由其他病原体所引起，如滴虫、白色念珠菌、金黄色葡萄球菌、链球菌、酵母菌、大肠杆菌、厌氧革兰阴性杆菌等。

你知道软下疳吗？

作为经典的四大性病之一，软下疳是由杜克雷嗜血杆菌感染引起，通过性接触而传播的疾病，其特征性表现为生殖器的痛性溃疡，合并附近淋巴结化脓性病变。研究表明，软下疳是HIV感染的促发因素，美国及其他国家已经发现在软下疳患者中HIV感染率增高，此外，约10%软下疳患者合并梅毒螺旋体及生殖器疱疹病毒的感染。

你了解杜克雷嗜血杆菌吗？

19世纪以前，人们把梅毒与软下疳混为一谈，1889年，意大利皮肤病学家杜克雷将3例患生殖器溃疡的患者患部脓性分泌物接种到自己身上，并形成了溃疡，从自身溃疡脓性分泌物中发现了一种微生物，该微生物喜在含有新鲜人血或兔血培养基上生长，故称之为杜克雷嗜血杆菌，其后证实为软下疳致病菌。杜克雷嗜血杆菌的形态特点是短而细小，呈短棒状，两端较为钝圆。人是它的储存宿主，侵入机体后，引起生殖器官的接触部位发生单个或多个疼痛的坏死性溃疡。潜伏期一般为性交后1~6天。对温度的敏感性很高，不耐热，超过38℃时、干燥及65℃就很快死亡，但它的耐寒性能较强。

软下疳与硬下疳有什么不同？

硬下疳是由苍白螺旋体引起的，是梅毒的早期表现，其潜伏期较长，多为单个发生，质硬似软骨，表面无明显脓液，是一种不痛不痒的溃疡。软下疳则是由杜克雷嗜血杆菌引起的，潜伏期短，可以单个或多个发生，质软伴脓液，同样是外生殖器的溃疡，但有明显的痛感，而且合并附近淋巴结化脓性病变。

如何判断是否得了软下疳？

软下疳可通过性接触直接传播，一般潜伏期很短，多为2~5天。男性多发生于包皮、阴茎、龟头冠状沟及肛门等处，女性多发生于阴唇、阴蒂、阴唇系带、尿道、阴道、子宫颈及肛门，偶可发生在手指、眼睑、口唇、舌、乳房等处。初发为外生殖器部位红色小丘疹，其后迅速形成脓疱，2~3天后破溃形成溃疡，疼痛明显。溃疡的特点为：呈圆形或卵圆形，边缘柔软但不整齐，周围呈红晕，溃疡底部有黄色猪油样脓苔，并覆盖很多脓性分泌物，剥去脓苔可见颗粒状肉芽组织。男性局部疼痛明显，女性少有痛感。病程中往往伴有病损所属淋巴结化脓性病变，局部红肿热痛，溃破后呈鱼嘴样外翻，俗称"鱼口"。软下疳如不经治疗，病变往往可持续1~2个月，最后愈合形成瘢痕。

什么是性病性淋巴肉芽肿？

性病性淋巴肉芽肿又名腹股沟淋巴肉芽肿或第四性病，与梅毒、淋病和软下疳统称为经典性病。本病是目前较少见的性病之一，其病程较长，临床表现主要为生殖器部位出现一过性疱疹、溃疡性损害、局部淋巴结病变，晚期发生外生殖器象皮肿和直肠狭窄。由于阴部的原发灶症状轻，不易被发觉，直到出现腹股沟等处淋巴结或女性在晚期出现阴部、肛门、直肠脓肿、破溃、狭窄综合征症状时才被发觉。

性病性淋巴肉芽肿与沙眼的病原体相同吗？

1935年，宫川氏等从病灶局部取材涂片检查，以及从实验动物的猴脑、脊髓、睾丸及淋巴结中抽出液体涂片做姬姆萨染色，均发现深天蓝色小体，20世纪60年代，通过电子显微镜观察及细胞培养法进行研究，证明此小体与沙眼、鹦鹉热的病原体的性状有相似之处，称为衣原体。进一步研究发现，本病衣原体为沙眼衣原体的一个亚群，属血清型沙眼衣原体（L1~L3型），目前称为性病性淋巴肉芽肿衣原体。

性病性淋巴肉芽肿的病因是什么？

性病性淋巴肉芽肿（LGV）的病原体是沙眼衣原体血清型L1、L2、L3型，与生殖道衣原体E和D型抗原有交叉反应。LGV衣原体对热较敏感，56~60℃时能存活5~10分钟，在低温下可生存较长时间，同时具有不耐热的内毒素以及耐热和不耐热型抗原，耐热抗原经加热至100℃并不被破坏。大多数沙眼衣原体感染只局限于黏膜表面，但LGV衣原体侵袭力强，可从局部淋巴管侵入相邻的深部组织，进而扩展至内脏器官。人是本病原体惟一的自然宿主，LGV衣原体存在于患者阴部横痃的脓液和淋巴结内，偶见于血液和脑脊液中。LGV主要由性接触传染，偶由接触患者分泌引起。

支原体感染属于性病吗？

非淋菌性尿道炎主要由沙眼衣原体引起，其次为支原体，少数由病毒、真菌等引起，支原体可存在于健康携带者中，而在性乱者、同性恋、淋病患者中检出率较高。与泌尿生殖道感染有关的支原体有解脲支原体、人型支原体和生殖道支原体。国外报告，性成熟无症状的女性解脲支原体分离率为40%~75%，正常男性尿道中解脲支原体分离率为35%，我国健康人带菌率为11%，故认为解脲支原体是一种条件致病菌，检查出来不等于致病，更不能认为已是性病。其中，人型支原体在非淋菌性尿道炎中没有重要的病原学作用，生殖道支原体可能是非淋菌性尿道炎的病原体。检出支原体必须结合分泌物中白细胞计数才能判定是带菌或是致病。临床上诊断非淋菌性尿道炎（宫颈炎）要求男性尿道分泌物中白细胞>15个/高倍镜或≥5个/油镜，女性宫颈分泌物中白细胞>30个/高倍镜或≥10个/油镜，并排除淋球菌感染。因此检查出支原体感染并不一定是性病，其实如果对人体体液的微生物进行培养，至少可以分离出数十种病原体，但这并不代表患有数十种疾病。

细菌性阴道病的病因是什么？

细菌性阴道病是由多种细菌引起的复合感染，阴道内乳酸杆菌减少而其他细菌大量繁殖，主要有阴道加特纳菌、厌氧菌、人型支原体及其他微生物。阴道加特纳菌革兰染色为阴性，呈球菌样小杆菌，兼性或专性厌氧生活。阴道加特纳菌可通过性交传染，在性乱者中发病率较高，但也有报道在无症状的女孩中可检出该菌，可见该菌也可通过非性接触方式传播。40%细菌性阴道病患者经过有效治疗已无明显的临床表现，但还能培养到阴道加特纳菌。阴道加特纳菌不是细菌性阴道病的惟一病原体。细菌性阴道病的患者厌氧菌的浓度和正常女性相比增加了100~1000倍，厌氧菌繁殖时可产生胺类物质，碱化阴道，使阴道分泌物增多并伴有恶臭味。63%细菌性阴道病的患者发现有人型支原体感染，而正常女性中只有10%，因此细菌性阴道病实际是正常阴道内微生态平衡失调，使细菌生态平衡（菌群）失调，乳酸杆菌失去优势，其他细菌过度生长而引起疾病。引起阴道菌群失调的因素有长期大量应用抗生素、不当地冲洗阴道、全身性疾病的影响、体内雌激素水平的变化等。

阴道毛滴虫病的病因是什么？

阴道毛滴虫病是由滴虫或称毛滴虫引起的，多通过性交感染。毛滴虫是一种具鞭毛的真核微生物，属于原虫目毛滴虫科。寄生于人体的滴虫有3种：阴道毛滴虫，寄生于阴道、尿道及前列腺中，主要引起阴道毛滴虫病；人毛滴虫，寄生于肠道中，引起肠道滴虫病；口腔毛滴虫，寄生于口腔、齿垢及蛀穴中，引起口腔滴虫病。阴道毛滴虫适于在温度35~37℃、pH4.9~7.5的微环境下生长和繁殖，是一种耐氧的厌氧性生物，在高氧环境下由于缺乏过氧化氢酶而不能生长。寄生在阴道内的滴虫能消耗阴道内的糖原，阻碍乳酸杆菌的酵解作用，改变阴道的酸碱性，pH转为中性或碱性，破坏局部的防御机制，易继发感染，表现为阴道恶臭的黄绿色分泌物，并有外阴刺激症状。青春期前与绝经后的女性，因卵巢功能差，雌激素水平低，阴道黏膜上皮内缺乏糖原，滴虫不适于在此环境生长繁殖，因而阴道毛滴虫病的发病率很低。需指出的是，男性感染阴道毛滴虫大多无症状，如果不治疗可相互传染。

外阴阴道念珠菌病的病因是什么？

外阴阴道念珠菌病的病原体主要是白色念珠菌，其中以B血清型的感染率为高，少数为非白色念珠菌，如光滑念珠菌、热带念珠菌、近平滑念珠菌等。念珠菌属于真菌界半知菌亚门、芽孢菌纲、隐球酵母目、隐球酵母科，是双相型单细胞酵母菌。念珠菌是一种腐物寄生菌，广泛存在于自然界，是人体正常菌群之一，平时主要生存于人体的皮肤、黏膜、口腔、消化道、阴道等中，从阴道黏膜分离出来的念珠菌80%~90%为白色念珠菌。念珠菌是一种条件致病菌，致病性是相对的，在人体感染时，无症状时常表现为酵母细胞型；侵犯组织和出现症状时常表现为菌丝型。侵入人体后是否发病取决于人体免疫力的高低及感染菌的数量、毒力。念珠菌的致病力和菌体的黏附力、两型性形态、细胞表面成分及细胞外酶等相关。在机体某些生理、病理因素影响下，如长期使用抗生素、口服避孕药、皮质激素、免疫抑制剂以及糖尿病等，机体免疫力下降，阴道内局部环境改变诱发念珠菌感染并大量繁殖，引起临床症状，如白带呈水样或黏稠，可为典型的絮状及奶酪样。近年来的调查研究表明，外阴阴道白色念珠菌的感染率呈上升趋势。

阴虱病的病因是什么？

阴虱病是虱病的一种，是由阴虱寄生叮咬而引起。人体寄生虱为体外寄生虫，属于虱目，现已知有400多种吸血虱子，与人类有关的虱子按寄生部位不同主要分为体虱、头虱和阴虱。阴虱主要寄生在阴毛上，寄生部位也相对恒定，偶有寄生在腋毛、胸毛、胡须等处，喜欢黑暗，不喜潮湿和高温。阴虱卵呈乳白色，常斜向附着于阴毛上，牢固地粘着在毛发近根部。虱子一般在宿主发热、死亡或与另外宿主有密切接触时才离开原宿主，成年阴虱离开宿主很少活24小时以上，离开宿主，不管环境温度怎样，虱子在一个月内死亡。阴虱病主要通过性接触传染，有时通过直接接触传染，如与患有阴虱病的患者同床共寝，间接接触随阴毛脱落的阴虱、虱卵及被污染的内裤、床单、马桶等也可受到传染。阴虱以人的血液为营养，一天吸血4~6次，吸取血液时把人的皮肤咬伤，边吸血边排粪，并将其有毒唾液注入人体，从而引起阴部瘙痒及炎症反应。

腹股沟肉芽肿的病因是什么？

腹股沟肉芽肿是一种慢性、通过性接触轻度传染的疾病，本病的致病微生物是肉芽肿荚膜杆菌，可引起外生殖器等处皮肤及黏膜的溃烂。腹股沟肉芽肿主要通过性交传染，但也可通过接触和阴虱传染。感染肉芽肿荚膜杆菌后，10~40天内可能都没有任何不适，之后才会出现症状，病损多发生在外生殖器、会阴、肛门、腹股沟等处，尤以多毛部位最易发生。最初是发硬的单发或者多发的小疙瘩，逐渐增大，表面溃烂，流出很臭的脓液。溃烂不断扩大、加深，使外生殖器受到严重破坏，甚至造成生殖功能残疾。

本病有3个明显特点：一是病损附近的淋巴结不肿大；二是虽发生溃疡但患者不感觉到疼痛；三是溃疡表面呈牛肉红色，而边缘清楚且隆起。腹股沟肉芽肿如不医治或治疗不当，可迁延长达10~20年不愈。

为什么会得疥疮？

疥疮是一种常见的皮肤病，特别是在卫生条件较差的农村地区发病率非常高。老百姓俗称它为"疳疮""闹疮"，传染性很强。

疥疮是由于疥虫（疥螨）感染皮肤引起的皮肤病。疥螨的致病作用有两种：一种是在皮肤角质层挖掘隧道引起的机械性损害，这与其成虫的习性有关；另一种是疥螨分泌的毒素刺激皮肤发痒。寄生在人身上的为人型疥螨，而寄生在动物身上的为动物疥螨。人的疥疮主要由人型疥螨引起。寄生于动物的疥螨如兔疥螨、羊疥螨、狗疥螨等偶可传染至人，但症状较轻。疥虫不仅能在人身上活动，而且还可在床单、被褥、枕套、衣裤、地板、椅子等上面活动，同睡一床、混穿衣裤等密切接触是此病传播的主要途径。由于疥螨可在室内存活24~36小时，疥螨的幼虫在相同条件下可生存2~5天，因此，由皮肤脱落下来的疥螨也可成为传染源，故在一室居住者即使没有密切接触也可能间接患上疥疮。因为阴部、腹股沟、大腿内侧、下腹部等部位是疥疮的好发部位，而这些部位在性交中是双方经常接触摩擦的部位，如果一方得了疥疮的话，通过密切接触可以传染给另一方，因此疥疮也是一种性传播疾病。本病已经被世界卫生组织列入性传播性疾病之中。

为什么会得传染性软疣？

传染性软疣，俗称"水瘊子"，是一种病毒性传染性皮肤病。本病的传染途径有直接接触和间接接触，直接接触也包括了性接触的内容，对于成人发生于阴部和大腿部的传染性软疣多是由性接触引起的。世界卫生组织将其列入性传播性疾病之中。

传染性软疣可以发生于身体任何部位，儿童及非性接触感染的成人以颈、背、面部、四肢、臀部多见，经性接触传染者好发于生殖器部位、耻骨、大腿内侧，同性恋者好发于肛周。

传染性软疣的传染途径主要是直接接触传染，也可从患者身体一处传到身体其他地方。在公共浴池、宾馆、游泳池或幼儿园通过共用的公用毛巾、浴具等间接传染。成人多通过性传播。有人认为有家族性遗传过敏素质的人对此病毒比较敏感，易于泛发。儿童和青少年易发。

为什么会得性病神经症?

性病神经症主要分为性病恐惧症、疑病性神经症和强迫性神经症。性病恐惧症通俗些说就是因为害怕或反复怀疑得性病或害怕再次感染性病而反复检查或害怕检查。主要原因可能与一定的社会因素和个人因素相关。

1.社会因素

（1）社会上不少人对性病缺乏了解，对性病患者缺乏理解，认为得性病就一定与性乱相关，对患者不理解、不原谅，或在背后议论、指责、讽刺、蔑视性病患者，故在人们的心理上留下了"得了性病是可耻的"这种印象。

（2）社会中所谓的"泌尿科专家""性病科专家"等的广告宣传盲目夸大了性病的严重性、危害性，或者在诊治过程中"无中生有"，将没病说成有病，将小病扩大成影响生命的大病，给患者的经济及心理都留下了巨大的负担。

（3）社会上特别是电视、报纸、电台，甚至是电线杆上的不规则广告，既有损社会形象，又加重了患者的心理负担。

2.个人因素

（1）患有性病神经症的患者常有一定的先天性个体素质因素，多为平时多愁善感、内向，与外界交流较少的一些人。

（2）这些人多数对性病知识缺乏了解，甚至错误理解。个别人认为只要和艾滋病患者说了话就会得艾滋病了，这无疑给患者或是身边的人都带来了不小的困扰。

（3）家庭因素的影响：家人的不理解会给患者造成极大的心理阴影，使之处于不可自拔的痛苦之中。

症状篇

全身出现不痛不痒的红色疹子会是性病吗？

一位25岁的男性患者，因全身皮肤出现不痛不痒的红色皮疹去医院皮肤科就诊。医生检查发现，患者身上的皮疹均为绿豆至蚕豆大小的暗红色斑丘疹，其中一些皮疹的周边附着白色鳞屑。医师怀疑患者感染了梅毒，经血清梅毒螺旋体抗体检测确诊为二期梅毒，医师告诉患者他身上的皮疹是二期梅毒疹。不痛不痒的皮疹是二期梅毒疹的特点。除了不痛不痒的特点外，二期梅毒疹还有以下特点。

（1）皮疹形态多种多样。梅毒是一个"狡猾"的"伪装者"，它能模拟多种多样的皮肤损害如玫瑰疹、斑丘疹、丘疹、丘疹伴鳞屑样损害、疱疹、脓疱疹、毛囊疹、蛎壳状疹和溃疡疹等。除皮肤外，梅毒在其他部位也有特征性的表现：掌跖部易见暗红斑疹，可有轻度脱屑；外阴及肛周皮损多为湿丘疹及扁平湿疣；口腔可发生黏膜斑；可发生虫蚀性脱发。

（2）皮疹一般在感染后的7~10周出现。上述患者就是一个典型的出现二期梅毒疹的早期梅毒患者。由于他就医还算及时，经规则的抗梅毒治疗后，预后较好。大多数这样的患者是可以治愈的。由于早期梅毒疹的特点是无任何自觉症状（即无不适感），故很容易被患者忽视，发展成为晚期梅毒。晚期梅毒即使治疗，效果也不佳，轻者可造成终身损害，重者危及生命。因此，当身上出现不痛不痒的红色疹子时，不要麻痹大意，应立即去医院皮科诊治，否则会延误病期，悔之莫及。

什么是硬下疳？

硬下疳属于一期梅毒，主要表现为生殖器溃疡，一般经过治疗不会遗留后遗症。健康人与患有传染性梅毒的患者接触后到出现临床症状，最短为10天，最长可达90天，平均约为21天。这段时间内患者无任何症状，直至硬下疳的出现。硬下疳出现在梅毒螺旋体入侵感染的部位，表现为阴茎、龟头或外阴的小红斑，然后迅速变大为丘疹，再过几天扩大为较硬的溃疡，一般没有疼痛的感觉。如果没有及时治疗，可能在一个月内会消掉。女性由于发生的部位较隐蔽，所以常常无症状。溃疡发生1~2周，腹股沟处会摸到几个疙瘩，那是肿大的淋巴结，一般按压不痛。

硬下疳的好发部位如下。

（1）男性多发生于冠状沟、龟头、包皮、阴茎体部和系带等。

（2）女性好发生于大小阴唇内侧部位、阴蒂、下联合、阴唇系带，也可发生于子宫颈等处。

（3）生殖器外也可发生硬下疳，但大多不太典型，同性恋男性常发生于肛门、肛周或直肠。

（4）其他如唇、下颌部、舌、腋窝、脐、眼睑、手指和乳房等处也可见。

硬下疳一般持续2~6周后可自行消退而不留瘢痕。女性硬下疳由于发生的部位较隐蔽且常无症状，易被忽视而增加了传染的机会。

什么是梅毒性扁平湿疣？

梅毒性扁平湿疣是二期梅毒皮肤损害的一种特殊类型，在皮肤表面呈弥漫性浸润并可互相融合，迅速增大，形成凸出于皮肤黏膜表面的扁平隆起，呈灰白色、红色至暗红色，由于浸润迅速，其表面往往破溃，表面常覆盖一层白色的被膜，有恶臭味。好发于温暖潮湿的皮肤皱褶部位，或皮肤黏膜交接处，如阴囊、阴唇、会阴处、肛门周围、乳房及腋窝等处。皮损处含有大量的梅毒螺旋体，故传染力极强。

梅毒性扁平湿疣应与外阴尖锐湿疣鉴别，后者皮损也呈乳头瘤样增殖，二者单从外形有时不易鉴别，但是，外阴尖锐湿疣是由病毒感染所致，在显微镜下具有不同的组织病理学特征，另外从皮损处也查不到梅毒螺旋体。

梅毒会引起哪些器官的损害？

梅毒螺旋体侵入人体后可引起很多器官的损害，甚至引起全身播散性感染。

皮肤：一期梅毒如硬下疳，二期梅毒疹的表现多种多样，与其他疾病不易区分。一般是全身发作，范围较广，没有明显的瘙痒。最有特征的梅毒疹就是手心和脚心出现脱皮和疹子。另外一种特别的疹子就是在肛门周围出现连成片的粉红色的丘疹。还有的患者会发生脱发。

梅毒还会导致骨、眼睛以及神经、心血管的损害。侵及骨会发生骨关节炎，侵及眼会发生虹膜睫状体炎，侵及神经系统可出现脑神经损害、麻痹性痴呆、脊髓痨和脑组织的树胶肿等。一般如果前期经过有效治疗，不会发展到这个地步。

梅毒对肝、脾、肺、肾、胰腺的损害较为少见，但也有报道。

二期梅毒的皮疹类似哪些皮肤病的表现？

二期梅毒的皮疹与玫瑰糠疹、多形红斑、银屑病等相似，需仔细鉴别。

二期梅毒斑疹又称玫瑰疹，最多见，占二期梅毒皮疹的70%~80%。早期类似伤寒病的玫瑰疹，为淡红色，大小不等，互不融合，为边界较清的圆形或椭圆形斑，直径为0.5~10cm，按压会褪色，没有自觉症状。

发于手掌、脚掌者，可呈银屑病（俗称牛皮癣）样鳞屑，底部呈肉红色，压之不褪色，皮疹颜色由淡红，逐渐变为褐色、褐黄，最后消退，但是局部皮肤颜色加深。

复发性斑疹通常发生于感染后2~4个月，皮疹如指甲盖或各种钱币大小，数目较少，中央可消退，皮肤外观恢复正常，边缘发展呈红色，形成环状红斑样。

二期梅毒扁平湿疣的表现可类似病毒疣，好发于肛周、外生殖器、会阴、腹股沟及大腿内侧等部位，皮损初起为表面湿润的扁平凸起皮疹，随后扩大或融合成直径1~3cm大小的扁平斑块，表面糜烂，少量渗液。有时也需与药物疹鉴别，后者发病前有服药史，全身发疹，有轻重不一的瘙痒，停药后皮疹可自愈。

二期梅毒的皮肤表现有哪些特征？

皮肤损害为二期梅毒的主要损害，其表现形态多种多样，可为斑疹、斑丘疹、丘疹、丘脓疱疹、毛囊性皮疹、扁平湿疣及口腔黏膜斑等。常见的为斑疹、斑丘疹性梅毒疹。

斑疹性梅毒疹：斑疹又称玫瑰疹或蔷薇疹，斑疹占二期梅毒疹的70%~80%，为圆形或椭圆形，数目较多，分布对称，孤立散在，直径为0.5~1cm，呈浅红色至深玫瑰色，没有自觉症状或有轻度瘙痒。皮疹常由躯干开始，之后波及腹部、四肢内侧面，最后对称性分布于全身。

丘疹及斑丘疹性梅毒疹，临床亦常见，约占二期梅毒疹的40%左右，二期梅毒皮肤上长丘疹发生在二期斑疹之后，约晚3周。在面部、躯干、外阴、四肢屈侧出现绿豆至指甲大小的浸润性丘疹，为红色、铜红色或暗红色，表面平滑或有鳞屑。丘疹性梅毒疹变化较大，小的发生在毛囊口，称毛囊性梅毒疹，也可为牛皮癣样、苔藓样、环状鸡眼状等。

丘疹鳞屑性梅毒疹表现为皮疹呈暗红色扁平丘疹，可互相融合成片，其上粘有白色皮屑，下有浅表糜烂，边缘一圈呈红色，颇似牛皮癣样发疹者，好发于躯干、四肢等处。

此外可见梅毒性白斑，常发生于女性，一般发于感染后数月至一年，在颈后及颈侧出现色素减退斑，也可在弥漫性色素加深的基底上，散在有色素脱失斑，边界不清，多呈指甲大小。白斑可持续数月之久，甚至治疗梅毒后也不能使白斑消退。该白斑又称"颈白皮病"，类似白癜风，需要和白癜风相鉴别。

复发梅毒有什么特点？

从未治疗的梅毒患者、未足够治疗或者免疫力低下的梅毒患者可能发生复发。复发梅毒的表现也是多种多样的，可在原来有下疳的部位出现新的下疳，称为再发性下疳；也可再次出现皮肤二期梅毒疹。不过我们在临床上最常见的还是血清复发，这种复发患者身上没有任何皮疹，但梅毒血清试验滴度较前再次升高。血清复发通常是其他复发的前奏，若不引起重视，一段时间后必然出现梅毒皮疹。因此，我们要求患者一旦确诊是梅毒，就必须严格接受足量治疗，治疗后按照医生规定定期来医院复查，以免复发。

梅毒性脱发有什么特点？

梅毒性脱发的发生率约为10%，脱发常为一过性，并不是永久性或瘢痕性秃发，它可以再生，经治疗后，毛发可在6~8周内再生。梅毒性脱发可能是由于梅毒螺旋体侵犯毛发区的微血管，使血管发生堵塞，影响毛发区的血供，影响头发生长而导致。偶尔，脱发可以是二期梅毒的惟一表现。

二期梅毒会引起患者头发、眉毛、胡须等毛发不规则地一片一片脱落，也可以是毛干不同高度折断；在头部，脱发常呈虫蛀状，又称梅毒虫蛀状脱发，这可能是梅毒浸润毛囊，或者是交感神经受侵犯所致。

梅毒引起的头发片状脱落需要与斑秃相鉴别。梅毒性脱发伴有梅毒的其他症状，如皮肤、黏膜、生殖器部位的皮疹，梅毒血清学检查为阳性，所以容易和斑秃鉴别。

神经梅毒有哪些表现？

梅毒螺旋体在发病早期就可侵犯神经系统，但早期并没有症状，称之为无症状神经梅毒。大多数患者常在数年至数十年后才出现神经系统损害的表现。梅毒患者宜早期行脑脊液检查，判断有没有无症状神经梅毒存在，并进行治疗。常见的神经梅毒类型有麻痹痴呆、脊髓痨、脑膜血管梅毒和先天性神经梅毒。

（1）麻痹痴呆：梅毒螺旋体进入中枢神经系统后，一般在感染后10~20年发病，隐匿性发病，也可突然发作，常以精神障碍为首发症状，包括丧失记忆、智力减退、人格改变，如症状持续进展，发展为震颤、口吃和发音不清、癫痫发作、四肢瘫痪和大小便失禁等。

（2）脊髓痨：是最为常见的神经梅毒，为一种慢性进行性疾病，累及脊髓后柱和后根，出现闪电样疼痛、下肢感觉异常、腱反射减弱和消失、内脏危象（胃、肠及直肠）、触痛及温度觉障碍、深感觉减退和消失等。脊髓痨发生在感染梅毒10~30年间，一般多见于男性。

（3）脑膜血管梅毒：以脑膜或以脑血管损害为主。急性或亚急性无菌性脑脊膜炎可出现在一期梅毒之后，通常在感染后1年内发生，可引起单侧或双侧颅神经麻痹，脑血管意外的典型症状和体征通常在感染5~10年内发生。多见于男性，还可以出现四肢肌肉萎缩、感觉丧失、感觉异常、括约肌功能障碍等。

（4）先天性神经梅毒：多见于4岁以前出现症状的先天性梅毒患者，可表现为脑积水、梅毒瘤及脑血栓形成。

什么是麻痹性痴呆？

麻痹性痴呆通常发生于感染梅毒后的10~15年。其发生主要是因为梅毒螺旋体广泛侵及脑部，造成脑实质萎缩，且不断加重，甚至致死。可出现各种精神方面与神经方面的症状。

患者早期会出现易怒、易疲倦、表情漫不经心、注意力不集中、性格发生变化、工作效率降低、智力减退、缺乏自知力、反复头痛、记忆力衰退、失眠、发音诵读困难、书写困难；晚期则出现判断力减退、完全缺乏自知力、抑郁或欣快、精神错乱、抽搐、大小便失禁等。这种患者的血清性病研究实验室试验（VDRL）呈阳性，大部分患者脑脊液 VDRL 试验也呈阳性。

神经梅毒可以没有任何症状吗?

未经治疗的梅毒患者，约有20%可发生无症状性神经梅毒，虽然神经系统已经感染了梅毒螺旋体，但完全没有症状和体征，只在抽脑脊液化验时才能发现梅毒的存在，无症状性神经梅毒大多数在患梅毒后1~15年时出现脑脊液异常。研究显示，未经治疗的无症状性神经梅毒25%~85%可发展为临床神经梅毒，但也有少数患者的病情可以自行缓解，说明无症状性神经梅毒并不一定发展为临床神经梅毒。

晚期梅毒的临床表现是什么?

晚期梅毒又称三期梅毒，未经治疗的梅毒患者在感染梅毒螺旋体2年以后，大约有40%可发展为晚期梅毒。部分患者经过不规则治疗，发展为晚期梅毒的时间更长。晚期梅毒能够累及全身任何部位，对组织的破坏性很大，甚至危及生命，但是传染性却不强。其中以心血管和神经系统损害最为重要，一般于感染后10~30年可侵犯心血管和神经系统。

皮肤损害：皮肤黏膜损害主要有结节性梅毒疹、树胶肿及近关节结节。

骨损害：以骨膜炎为多见，常波及长骨，而骨树胶肿常波及扁骨（如颅骨）。

神经损害：主要有麻痹性痴呆、脊髓痨，也可表现为脑膜血管梅毒。

先天梅毒有什么特征?

先天梅毒又称胎传梅毒，是在胎儿期梅毒螺旋体经胎盘进入胎儿体内引起感染。

先天梅毒分为早期先天梅毒与晚期先天梅毒。先天梅毒的病程经过与后天梅毒基本相似，但也有其特殊性：先天梅毒由胎盘传染，梅毒螺旋体不经过皮肤直接进入血液，所以不发生硬下疳（新生儿如有一期梅毒硬下疳，则为分娩时通过有梅毒病损的产道感染所致）；先天梅毒在胎儿期受到梅毒螺旋体感染，影响胎儿的生长发育而引起一些后天梅毒所没有的症状；先天梅毒早期症状较后天梅毒重，晚期症状较后天梅毒轻。

早期先天梅毒，患儿年龄在2岁以下，往往消瘦，营养不良，皮肤松弛而干皱，呈老人面貌，烦躁，哭声低弱、嘶哑。在口角、鼻孔和肛门等腔口周围发生放射性皲裂，愈后留下特征性的放射性瘢痕，约有10%的患儿发生活动性神经梅毒，发生脑膜炎时可致命。晚期先天梅毒，患儿年龄在2岁以上，临床表现与晚期后天梅毒基本相似，其中以角膜、骨和神经系统损害最为多见且严重。此外，可见特征性损害如哈钦森牙、实质性角膜炎和神经性耳聋，称为哈钦森三联征，其他有如额骨圆凸、鞍鼻、胸锁关节增厚、军刀胫等。

什么是吉-海反应？

吉-海反应是一种梅毒治疗反应，是指首次使用青霉素治疗的梅毒患者，由于梅毒螺旋体被迅速杀死，释放出大量的梅毒螺旋体自身蛋白，引起急性过敏反应，在治疗后数小时出现寒战、高热、头痛、肌肉骨骼疼痛、皮肤潮红、恶心、心悸、多汗等全身症状，或者各种原有梅毒损害的症状也加重，如全身皮疹肿胀和压痛等。

一般在初次使用治疗梅毒药物4小时内发作，8小时时达到高峰，约在24小时消失。吉-海反应的发生率在一期梅毒约为50%，二期梅毒约为75%，晚期梅毒者虽然发生少，但症状严重，甚至可能危及生命。妊娠女性梅毒的吉-海反应甚至会导致死胎和流产。为预防吉-海反应的发生，可事先向患者解释清楚，让其有所准备，需要时给患者口服激素泼尼松，连服3天，可减轻或消除这种不良反应。

外阴皮肤变白也是性病的表现吗？

外阴皮肤变白俗称外阴白斑，医学上称之为外阴白色病变。它是由外阴皮肤、黏膜营养障碍而致组织变性及色素脱失的一组疾病。目前，国际外阴病研究组织将这组疾病统称为慢性外阴营养不良。这种病的主要表现是外阴奇痒难忍，大阴唇、小阴唇、阴蒂及肛门周围的皮肤变白。

临床上有两种类型，一种是增生型，特点为皮肤增厚似皮革一样，并高出皮面，此型极少数（约2%）可发生癌变；另一种是硬化苔藓型，特点为皮肤皱缩如卷烟纸，可引起外阴萎缩，但不癌变。

另外，引起外阴皮肤变白的疾病很多，如白癜风，虽皮肤发白，但无瘙痒和刺痛等症状，局部皮肤光泽、弹性与正常无异。还有一种遗传性疾病叫白化病，也可表现为外阴皮肤发白。此外，糖尿病、真菌等引起的外阴炎症也可使局部皮肤过度角化、脱屑、变白。如发现外阴皮肤无原因地变白，应去医院皮肤科进行检查，必要时可做活组织病理检查。慢性外阴营养不良经药物对症治疗，多数能取得满意效果，有癌变者应早期进行手术切除。患者切记不要用肥皂水或其他外用刺激性药物清洗，也不要吃辛辣或致敏性食物，更不宜搔抓，免得继发感染。应注意个人卫生，保持局部清洁、干燥，最好不要穿化纤或尼龙等紧身内裤。

患淋病一定有尿道流脓吗？

患淋病不一定会出现尿道流脓，尿道流脓并非淋病的必备症状。以前确实以为男性如患淋病，阴茎必然会流出分泌物，但根据最近的调查，发现约有20%的男性患者，即使感染淋病，也不会出现这种症状。

阴道分泌物增多一定是性病吗？

阴道分泌物增多不一定是性病。许多女性认为患了性传播疾病后，阴道分泌物增多，因而当自己阴道分泌物增多时担心感染上了性传播疾病。女性感染了性传播疾病后往往症状较轻或无特异性症状（即唯有性传播疾病才有的症状）。如果阴道分泌物增多，应该注意观察分泌物的性质。如果分泌物为脓性，同时伴有外阴灼痛或尿频、尿痛，那么，很可能是感染了淋病；如果分泌物为鱼腥臭味的稀薄白带，并伴有尿痛、尿频，一般是非淋菌性尿道炎；如果分泌物呈脓性泡沫状且带有恶臭味，大多是阴道毛滴虫病；若为凝乳状白带伴有外阴痛痒，则常常为真菌感染（常见的是念珠菌性阴道炎）。如果阴道分泌物有以上这些特点的话，就表示多半患有性传播疾病，要去医院进行检查。

男性淋病很容易诊断吗？

男性淋病一般症状较为明显，较容易自查，但如果口服了抗生素，可能症状就不明显了，需要停药后进行实验室检查。未服抗生素的淋病主要表现为病初尿道外口红肿痒感，排尿时灼痛，尿道内有少许黏液样分泌物排出。24小时后症状加剧，红肿扩展至整个龟头及尿道，3~4天后分泌物变为黄色脓性，出现尿频、尿痛及排尿困难，晨起尿道口有脓痂附着，称为"糊口"现象，尿中见有血丝或血液。阴茎常发生勃起并有刺痛，如包皮过长则可形成淋病性龟头包皮炎，致使患者痛苦异常。炎症如果非常严重还可引起腹股沟淋巴结肿痛，称为淋病性横痃。在急性感染期，患者常伴发低热，体温一般在38℃左右，同时伴有全身症状，如头痛、倦息及厌食等。急性前尿道炎症一般持续10天左右，以后可逐渐减轻，分泌物也逐渐减少并变稀薄，如治疗不当或不彻底，炎症可波及后尿道，严重者可发生尿潴留。通常7~8周后，局部症状减轻，病程即转入慢性。虽然男性淋病症状较易自查，但还是建议到医院进行实验室检查，如果行分泌物涂片查菌，则可找到革兰阴性淋病双球菌。

感染淋病后会很快出现症状吗?

一般来说,临床症状多在感染后3~5天出现。但是,如果患者身体虚弱、性生活过度及酗酒等,可使潜伏期缩短,使用抗生素的患者潜伏期也可延长。因为淋病双球菌侵入尿道后发病过程共分三个阶段:第一阶段称为侵入期,当淋病双球菌进入尿道后,即刻侵入尿道的黏膜下层,在此阶段淋病双球菌因为尚没有生长繁殖,故多无症状;第二阶段生长发育期以及第三阶段排毒期中,部分淋球菌死亡,排出内毒素,从而引起组织对毒素的反应,开始出现临床症状。

为什么女性的淋病症状要比男性的轻呢?

对于女性,假如被淋球菌所侵袭,约有60%属于无症状感染,也就是说其本人是不知道已被感染的,而95%以上的男性短期内就会发觉被传染。女性得了淋病或非淋菌性尿道炎时为什么症状不明显或没有症状?这是由女性的生理特点决定的。当女性感染性病的病原体时,受感染的器官是宫颈、阴道,少数情况下才感染尿道。宫颈、阴道被感染后,表现为阴道炎和宫颈炎,自我感觉白带增多、变黄且有异味,这些症状也是妇科病的常见症状,大多不会引起注意。当病原体感染尿道时才引起尿道炎的症状,出现尿频、尿急、尿痛、尿道口有脓性分泌物等,这时才引起患者的注意。因此,女性一旦自觉症状异常或有过非婚性交史时,应当去医院做妇科检查和化验。如发现有性病病原体感染,应立即治疗,以免造成进一步感染或转为慢性阴道炎和尿道炎。

淋病的症状是什么?

淋病的潜伏期一般为2~10天,平均为3~5天。

男性急性淋病,初期表现为尿道口红肿、发痒及轻度刺痛,有稀薄黏液流出，引起排尿不适，24小时后症状加重，出现尿频、尿急、尿痛、排尿困难、行动不便，分泌物变得黏稠，尿道口流脓，有时脓痂堵住尿道口，形成"糊口"现象，脓液呈深黄色或黄绿色，尿液呈乳白混浊样，红肿可发展到整个阴茎龟头及部分尿道，严重者伴有腹股沟淋巴结肿大，红肿疼痛，甚至化脓，全身症状一般较轻，少数患者可有发热（38℃左右）、全身不适、食欲不振等。急性症状第一周最严重，若不治疗，一般在10~14天后逐渐减轻，脓性分泌物减少，尿道口红肿减轻，一个月左右症状基本消失。急性前尿道炎发病2周后，部分患者淋球菌侵犯后尿道，发生明显的尿频、急性尿潴留，排尿终末时疼痛或疼痛加剧，呈针刺样尿痛，有时出现终末血尿，可伴会阴坠痛。

女性淋病常表现为淋菌性宫颈炎、尿道炎、前庭大腺炎等。早期淋菌性宫颈炎常无明显的自觉症状，感染后发病时才有大量脓性白带，宫颈充血，触痛，常有外阴刺痒和烧灼感，偶有下腹痛及腰痛。由于症状不典型，大部分患者往往未就诊治疗，而成为传染源。女性淋菌性尿道炎常于性交后3~5天发生，尿道口充血，有压痛及脓性分泌物，伴有轻度尿频、尿急、尿痛，排尿时有烧灼感，按压尿道有脓性分泌物。淋菌性前庭大腺炎常为单侧，在腺体开口处红、肿、热、痛，严重时可形成脓肿，压痛明显，有发热等全身症状。淋菌性阴道炎少见，偶见于少女或绝经期妇女，病程长者症状轻微，有时伴有腹部坠胀、腰酸背痛、白带增多。

出现尿道分泌物就是感染了淋病吗？

并不是如很多人所说发现尿道口有分泌物就是感染了淋病，可能是感染其他性病所致尿道炎，也可能就是单纯的尿道炎，当然也可能是正常的分泌物。淋病患者尿道分泌物的性质通常在24小时内由少量透明黏液性液体转变为多量脓性液体，并伴有排尿时疼痛或烧灼感，感觉尿急、尿频，尿道口可见潮红、水肿。生殖道沙眼衣原体感染、其他致病性细菌感染、生殖支原体感染、单纯疱疹病毒感染也可出现尿道分泌物。若偶尔有尿道分泌物，且无其他任何症状，通常是正常现象。所以，一旦发现尿道分泌物不必惊慌，应到正规医院接受正规检查，并做尿道分泌物涂片与培养以明确到底是否存在感染。

淋病会有并发症吗？

淋病可以引起各种并发症。男性淋菌性尿道炎早期病变在前尿道，如不能及时治疗或机体免疫功能下降，炎症可扩散到后尿道，引发淋菌性前列腺炎，如继续扩散，则引发精囊炎、附睾炎。淋球菌进入前列腺的排泄管、腺体引起的急性前列腺炎表现为发热、会阴疼痛及排尿困难等尿路感染症状，尿道分泌物稍有增加，尿液混浊，早晨第一次排尿前尿道口有"糊口"现象，前列腺按摩后有少量白色分泌物流出，尿液一般澄清。急性尿道炎后发生附睾炎，可有低热，附睾肿大疼痛，同侧腹股沟和下腹部有反射痛，睾丸肿大、触痛，尿液混浊。并发急性精囊炎时有发热、尿频、尿急、尿痛等症状，慢性精囊炎一般无自觉症状。

女性淋病的主要并发症有淋菌性盆腔炎，主要发生于年轻、育龄期女性，表现为急性输卵管炎、子宫内膜炎，可继发输卵管卵巢脓肿及其破裂所致的盆腔脓肿、腹膜炎等。多在月经后突然发病，有高热、头痛、恶心、呕吐、双下腹痛、脓性白带增多、腹膜刺激征症状及双侧附件增厚、压痛。

泌尿生殖器外淋病有哪些表现？

由于性方式改变和自身接种或被动传染以及播散性感染等因素，泌尿生殖器外也可发生淋病，如淋菌性结膜炎、淋菌性咽炎、淋菌性肛门直肠炎，发生播散性淋球菌感染时，并发淋菌性败血症、淋菌性关节炎、淋菌性心内膜炎、淋菌性脑膜炎。

淋菌性结膜炎主要见于新生儿，因分娩时产道感染所致，多为双侧，眼睑红肿，结膜充血、水肿，有脓性分泌物。成人多为自己的手指揉眼时将病菌传入而自我接种，常为单侧，表现同新生儿。一旦延误治疗，可进一步损害角膜，角膜呈云雾状，严重时角膜发生溃疡，导致角膜穿孔，引起失明。

淋菌性咽炎主要见于口交者，通过接吻也可以传播给他人，表现为急性咽炎或急性扁桃体炎，有疼痛、灼热、吞咽困难、咽黏膜充血等症状。

淋菌性肛门直肠炎多见于男性同性恋，主要表现为里急后重，肛管黏膜充血，肛门瘙痒、疼痛或坠胀感，可有脓性分泌物排出。

淋菌性败血症，初始即有发热，体温可高达40℃，寒战少见，全身不适，出现头痛、头晕、恶心、呕吐等。后期出现皮肤损害，如丘疹、瘀斑、脓疱、出血性或坏死性皮肤损害等，可并发心内膜炎、心包炎、脑膜炎等，病情十分严重，预后极差，常可致命。

淋菌性关节炎主要由体内原有局部淋球菌通过血行播散所致，表现为一个或数个化脓性关节炎，红肿，可导致骨质破坏、纤维化或骨关节强直，活动受限。

什么是播散性淋病？

淋病患者因淋球菌进入血液形成菌血症，播散至其他器官，从而发生播散性淋病。在未获治疗的淋病患者中，有0.5%~3%发生播散性淋病。女性易发，常在月经期或妊娠时发病，多出现于感染后的7~30天内。播散性淋病由特殊类型的淋球菌感染引起，患者可有各种表现，最常见的表现是急性关节炎、腱鞘炎和皮炎。常出现发热、寒战、全身不适、浑身乏力，关节肿胀、疼痛，关节腔内有积液，关节活动困难；皮炎主要发生在手足和肘部，表现为红斑上有脓疱，可发生坏死，有疼痛感。20%~30%的播散性淋病患者中血培养淋病奈瑟菌阳性，90%以上的患者可在最初感染部位如尿道、阴道或咽部检出淋病奈瑟菌。1%~3%患者可发生淋菌性心内膜炎、心包炎、心肌炎、脑膜炎等严重的并发症，一旦发生，死亡率较高。所以为了避免播散性淋病的发生，尤其是女性淋病患者，一旦发现自己感染淋病，必须立即至正规医院性病门诊接受正规治疗以控制淋病奈瑟菌入血。

婴儿淋球菌感染有什么特点？

婴儿感染淋球菌通常是因为出生时接触了感染的宫颈分泌物，起病急，出生后2~5天就会发病。新生儿感染淋球菌最严重的表现就是新生儿眼炎与败血症，可能同时发生关节炎和脑膜炎。稍微轻点的表现包括咽炎、鼻炎、阴道炎和尿道炎。新生儿淋菌性眼炎表现为眼结膜充血、水肿，畏光，有大量脓性分泌物，结膜下出血。如果不及时治疗，角膜也可受感染，可出现角膜炎、角膜溃疡，甚至角膜穿孔，以致失明。败血症是由于播散性淋球菌感染所致，表现为发热、肢端红斑脓疱、关节炎、脑膜炎，死亡率高。新生儿淋球菌感染还常发生淋菌性咽炎，咽部和扁桃体充血，有分泌物或溃疡。外阴阴道炎则表现为有黄色脓性阴道分泌物，外阴潮红、肿胀，可累及肛门和直肠。婴儿淋球菌感染相对成人感染病情更重。

非淋菌性尿道炎有哪些表现？

非淋菌性尿道炎的潜伏期一般为1~3周，病程相对缓慢，大部分患者的临床症状不明显，尤其当患者合并淋病时，非淋菌性尿道炎的病情易被淋病的症状掩盖。男性非淋菌性尿道炎起病不如淋病急，症状时轻时重，自觉尿道口刺痒，有烧灼感，偶有刺痛感，分泌物较稀薄，呈清稀状水样黏液性或淡黄色黏液脓性，分泌物量较少，有时有轻度排尿困难。在长时间未排尿或晨起首次排尿前才溢出少量分泌物，或见污秽裤裆。有时有症状无分泌物或者分泌量很少，需用力挤压阴茎才有分泌物从尿道口溢出，也可无症状而有分泌物。女性非淋菌性尿道炎的特点是症状不明显或无任何症状，当感染累及尿道时，约50%有尿频、尿道灼热感或排尿困难，一般无尿痛或尿痛轻微，尿道口可发现少许浆液样或黏液脓性分泌物，很少有压痛出现。宫颈可有炎症或糜烂，白带增多，外阴或阴道瘙痒。女性累及前庭大腺时，局部红肿，可形成脓肿，甚至需要切开引流，但有些患者仅有腰疼而无其他任何症状。非淋菌性尿道炎未及时治疗，延误病情，往往会引起许多合并症，男性可合并附睾炎或前列腺炎，女性常合并阴道炎、盆腔炎，严重的还会引起异位妊娠、不育症。患非淋菌性尿道炎的妇女在分娩过程中，往往还会感染新生儿，引起新生儿结膜炎、新生儿肺炎等。

感染沙眼衣原体可以没有症状吗？

感染沙眼衣原体时，男性和女性均可发生沙眼衣原体无症状感染。筛查研究显示，无症状感染者比有症状者更多，而成为传染源。沙眼衣原体感染后，25%男性感染者临床可无症状，医生体检也未发现异常表现。此外，60%妇女虽有宫颈炎，但基本上也无症状，有时仅有轻度白带增多而易被忽略。可见，无症状沙眼衣原体感染对于公共卫生的影响尤其重要。

生殖道沙眼衣原体感染与关节炎有什么关系？

部分生殖道沙眼衣原体感染患者在尿道炎出现1~4周后会发生关节炎症状。这种关节炎通常是非对称性的，可累及髋关节、膝关节、踝关节及骶关节，被称为获得性反应性关节炎。跟腱及足底筋膜也可能有炎症受累。其中部分男性患者还会表现为眼、皮肤及黏膜的损害，称为Reiter综合征，而女性患者只伴有关节炎，通常无其他系统损害。眼病可为轻度的结膜炎，也可为严重的葡萄膜炎；皮肤损害可能有龟头炎和掌跖角皮症，类似银屑病的皮损；黏膜损害为口腔黏膜的小溃疡。这种患者的体内可测得抗衣原体抗体，且抗体滴度通常高于仅有尿道炎的患者。此症有遗传易感性，大约2/3患者为HLA-B27阳性。近来研究人员检测发现，伴有关节炎的生殖道沙眼衣原体感染患者的滑膜液细胞中发现衣原体，证明衣原体感染是导致关节炎的病因。

如何区分非淋菌性尿道炎和淋病？

非淋菌性尿道炎和淋病的主要区别如下。

（1）病原体不同：非淋菌性尿道炎的病原体是沙眼衣原体和支原体、白色念珠菌、阴道毛滴虫等，而淋病的病原体是淋病双球菌。

（2）临床症状不同：非淋菌性尿道炎的临床症状是分泌物呈乳白色，通常以慢性尿道炎的形式表现出来；而淋病的开始症状是自尿道口流出大量黄色脓性分泌物，通常以急性尿道炎的形式表现出来。

（3）治疗方法不同：非淋菌性尿道炎的治疗药物以四环素类、红霉素药物为主；而淋病的治疗药物以头孢菌素类药物为主。

尖锐湿疣可以有哪些表现？

尖锐湿疣潜伏期为3周~8个月，平均为3个月，病程经过缓慢，通常无全身症状。多数患者一般无自觉症状，临床表现多种多样，皮肤损害大小及形状不等，数目少则数个，多则十余个、数十个以至百个。初起为细小淡红色或皮色丘疹，后逐渐增大、增多，相互融合，表面凹凸不平，湿润柔软，融合呈乳头样、鸡冠样或菜花样增生物，有时疣体可呈条索状或指状，根部常有蒂，可糜烂渗液，易出血，可有痒感、灼痛和恶臭，搔抓后可继发感染。部分患者感到阴部瘙痒，性交时疼痛或出血。少数患者疣体过度增生，成为巨大型尖锐湿疣，可恶变为癌肿。当妊娠期体内激素水平变化，机体免疫功能下降，生殖器疣的体积可迅速增大，甚至阻塞产道。男性患者好发于冠状沟、包皮、包皮系带、尿道口、阴囊和肛门周围。女性常侵犯大阴唇、小阴唇系带、尿道口、阴道口、阴道、宫颈等处。少数患者可出现生殖器肛门以外的尖锐湿疣，如足趾缝间等处。此外，尚有亚临床感染状态，是指临床上肉眼看不出的病变，表现为很微小或外观正常的病损，但用3%~5%醋酸液局部外涂5~10分钟可使感染区域发白，即所谓醋酸白现象。

什么是假性湿疣，假性湿疣是性病吗？

女性外阴假性湿疣是一种女性小阴唇绒毛状或乳头瘤样增殖的生理性变异，不是性病。多见于20~40岁的性活跃期妇女，更年期后少见。主要发生在小阴唇内侧，也可发生于尿道、阴道前庭和处女膜处，为多个直径1~5mm大小的淡红色或淡褐色绒毛状或颗粒状增生物，对称分布，均匀密集而不融合。表面光滑，质柔软，不易出血。部分可呈息肉状、倒楔形或扁平乳头状。一般无自觉症状且不影响健康，故不需要治疗，但应向患者解释清楚，以消除其误解。

什么是阴茎珍珠状丘疹病，它是性病吗？

阴茎珍珠状丘疹病是发生于龟头边缘或冠状沟的乳头瘤样增殖的生理性变异，不引起任何功能障碍，也不是性病。多见于青春期以后的男性，以20~40岁为多。主要发生于冠状沟或龟头缘，为珍珠状白色、灰白色或淡粉红色针头大小半透明的丘疹，质软，也可呈毛状或丝状，不融合，可排列成行。一般无自觉症状，大多数不能自行消退。一般不需要特殊治疗，但应向患者解释清楚，以消除其误解。

生殖器疱疹的皮损表现是什么？

生殖器疱疹患者HSV原发感染中80%~90%为隐性感染，初次感染恢复后大多数转为潜伏感染，显性感染只占少数，初次发病可分为原发感染与非原发感染。原发性生殖器疱疹潜伏期较短，一般为2~10天，平均为5天。发病时及发病前期患者可有头痛、肌肉酸痛、发热、乏力等全身症状，有时伴排尿困难和白带增多。患病部位先有烧灼感，出现一个或多个红色小丘疹，伴有瘙痒，迅速变成小水疱，内含淡黄色渗液，3~5天后多个成群水疱可形成脓疱，破溃后形成糜烂、溃疡，伴有疼痛，最后结痂愈合。大多数男女患者双侧腹股沟淋巴结肿大、压痛。一般全身症状可持续1周，整个发病过程约6周，痊愈后仍存在复发的可能。感染HSV-2型者约60%可复发，感染HSV-1型者约15%复发，第一年可复发4~6次，以后复发次数逐渐减少。男性多发于龟头、尿道口、阴囊等处，双侧腹股沟淋巴结肿大、压痛。女性多发于外阴、阴唇、肛周、子宫颈等处，阴道黏膜较少累及，偶尔并发阴道炎、宫颈炎，出现白带大量增多，阴道大量排液。后期炎症波及尿道、膀胱时，可出现排尿困难、尿频、尿痛，严重者可发生急性尿潴留。部分患者在生殖器出现疱疹后的第2周左右伴有生殖器以外的病损，如臀部与手指。HSV直肠炎多见于有肛交行为的同性恋男性及异性恋女性患者，此外，艾滋病患者可发生广泛的肛门疱疹或直肠炎，表现为严重肛门、直肠疼痛，分泌物过多，发热，里急后重等。新生儿生殖器疱疹，皮损看上去并不严重，仅有1~2个水疱，部分患儿感染后没有皮损，表现为神经系统症状或败血症，死亡率很高。

生殖器疱疹复发前会有前驱症状吗？

由于潜伏于神经内的病毒再度被激活，在原发性生殖器疱疹痊愈后1~4个月生殖器疱疹易复发。90%患者生殖器疱疹复发前夕或发病时可有前驱症状，一般较轻，可出现于发疹前数小时到5天。常表现为外阴部、股部、臀部或腿部的麻刺感、轻微疼痛、烧灼感、瘙痒感、会阴坠胀感和腰背部胀痛等。复发性生殖器疱疹的皮疹常呈现在原发感染部位，有时也可在远隔部位发疹。在有症状的生殖器疱疹复发前后1周内，患者存在无症状的排毒，因此对有前驱症状的患者应早期采用抑制性治疗3~5天，以避免症状的复发，缩短排毒期，降低传染性。

生殖器疱疹复发与初发有什么不同吗？

复发性生殖器疱疹发病常有一定的诱因，如熬夜、劳累、精神紧张、酗酒等。大部分患者复发前会有外生殖器部位的瘙痒、烧灼感、刺痛、隐痛、麻木感和会阴坠胀感等，但不会像初发那样有发热、头痛、全身乏力等表现。复发性生殖器疱疹仅局限于生殖器部位，发病的天数多较初发生殖器疱疹时短，发作的皮疹数目较少，皮疹分布不对称，大多为单侧发皮疹，全身症状少见。复发持续时间通常为6~10天，多数患者的皮疹在4~5天内结痂，自觉症状在1周内消退。复发频率有较大的个体差异，一般随着病程的延长而逐渐减少，每次发作的持续时间也会缩短，复发症状逐渐减轻。有些复发仅有皮疹而无自觉不适的症状。

生殖器疱疹反复发作对人体有什么影响？

生殖器疱疹反复发作不是一种对人体造成生理上严重损伤的疾病，但对患者的心理会造成巨大的影响，患者常对此疾病表现出情绪上的焦虑，甚至抑郁，影响患者的生活质量，长期用药还会带来经济上的一些负担。常见担忧包括：复发症状的严重性、何时会再次复发、是否会传染给性伴侣、性关系是否受影响以及是否能够生育健康婴儿。有一点可以肯定的是，生殖器疱疹反复发作不会引起肿瘤的产生。

生殖器疱疹会引起尿道炎吗？

初发的生殖器疱疹患者可伴有如尿痛、尿频、尿急等尿道刺激症状以及尿道口红肿、尿道分泌物等尿道炎及膀胱炎症状，还有一部分患者会出现排尿困难，女性较男性常见。这种尿道炎可能是伴发其他病原体感染，但单纯疱疹病毒感染本身就可引起尿道炎，从患者的尿道、尿液中可分离、培养出单纯疱疹病毒。复发患者很少会有单纯疱疹病毒引起的尿道炎。

生殖器疱疹会有哪些并发症？

生殖器疱疹可以引起中枢神经系统并发症，如疱疹性脑膜炎、脊髓神经根疾病、脊髓炎、自主神经功能障碍。生殖器疱疹皮损出现后的第2周，部分患者可出现生殖器外皮损，如手部疱疹性瘭疽。在免疫力低下的患者中可发生播散性HSV感染，病毒血行播散到多个器官，可发生间质性肺炎、肝炎及疱疹性脑膜炎。少数生殖器疱疹出现盆腔炎、直肠炎症状，表现为下腹痛、子宫附件触痛等。部分生殖器疱疹病毒可在骶神经节长期潜伏于神经细胞内，复发时会并发腰髓部神经炎、脊髓炎，出现臀部及下肢放射性疼痛、膀胱麻痹等症状。在艾滋病流行的地区，该病还可增加艾滋病病毒感染的风险，也可并发其他性传播疾病如淋病、非淋菌性尿道炎、梅毒、尖锐湿疣、阴道念珠菌病、阴道滴虫等。孕妇患生殖器疱疹可能会引起胎儿子宫内感染和新生儿疱疹，导致流产、死产、新生儿死亡，或发生新生儿中枢神经系统损害及遗留中枢神经系统严重后遗症。

软下疳的临床表现是什么？

软下疳的潜伏期一般为3~7天，常没有前驱症状，女性患者比男性患者症状轻，潜伏期也长，发病较急。初发为外生殖器部位的炎症性小丘疹，周围绕以鲜红的色斑，24~48小时后，迅速变成脓疱，3~5天后脓疱破溃形成疼痛的溃疡，边界清楚。溃疡呈圆形或卵圆形，大小为数毫米至2cm不等，有锯齿状侵蚀性边缘，基底凹凸不平，周围呈炎症红晕。溃疡底部为不整齐的血管丰富的肉芽肿性组织，并覆盖很多脓性分泌物，有臭味，剥去脓苔后有触痛，易出血，周围还可以出现2~5个成簇的卫星状溃疡，自觉疼痛剧烈，触之柔软，故称之为软下疳。软下疳发生2周左右，腹股沟淋巴结也可出现肿大、疼痛。溃疡经3~8周逐渐消退而自愈，留下明显的瘢痕。一般男性患者大部分的溃疡为单发，女性常为多发。男性最多见于冠状沟、包皮和包皮系带，女性多见于大小阴唇、阴蒂、阴道口，生殖器外可见于口腔、肛门、手指等处。约有一半的患者发生腹股沟淋巴结炎，单侧或双侧，表面红肿，有压痛，肿大的淋巴结可化脓破溃，呈鱼嘴样外翻，俗称"鱼口"，流出黏稠的脓液，并伴有高热等全身症状。男性患者包皮内发生软下疳时，可伴发严重的包皮炎，出现包茎、包皮嵌顿或坏死。软下疳侵及尿道时引起排尿剧痛，继而发生尿道狭窄。此外，软下疳还可增加艾滋病病毒感染的风险。

软下疳会有什么并发症？

软下疳如果不及时治疗或反复发作，可以产生多种并发症。并发症有包皮炎和包茎嵌顿，表现为包皮红斑、水肿，反复发作后使包皮口缩小，并与龟头粘连，不能翻转，造成嵌顿性包茎。严重的软下疳溃疡可侵及尿道，产生瘘管，造成排尿疼痛，久之可形成瘢痕，使得尿道狭窄，排尿困难。男性患者急性期包皮、龟头的软下疳，细菌可沿着淋巴管上行，引起阴茎干淋巴管炎，呈条状红肿，继之为炎性结节或溃疡，呈串珠状排列。由于淋巴管或淋巴结炎症导致淋巴液长期回流受阻，可形成阴囊或阴唇象皮病。软下疳溃疡还可继发其他病原体感染，合并其他疾病，最常见的如梅毒、生殖器疱疹、性病性淋巴肉芽肿或 HIV 感染，使得皮疹表现复杂化，难以诊断。以上这些并发症都会给患者造成比较严重的生理和心理上的创伤。

性病性淋巴肉芽肿的临床表现是什么？

性病性淋巴肉芽肿由沙眼衣原体感染引起，潜伏期一般为1~2周，也可长达6周。性病性淋巴肉芽肿在临床上按疾病的发展过程可分为早期、中期和晚期。最初为极小的丘疹或疱疹，形成浅表性糜烂或溃疡。皮损常为单个或多个，边缘整齐，周围有红晕，无明显症状，不痛不痒，易被忽略，持续1~2周自愈，不留瘢痕。男性多发于阴茎体、龟头、冠状沟、包皮，女性多发生于前庭、小阴唇、阴唇系带、阴道口及尿道口。经过1~3周或半年后，多数患者出现两侧腹股沟淋巴结肿大，由孤立、散在的硬结粘连、融合成团块，可见"槽沟征"，表面皮肤呈青紫色，数周后肿大的淋巴结软化，触及波动感，淋巴结中间化脓破溃，排出大量黄色浆液或血性脓液，形成多发性瘘管，长期不愈，故称"横痃"，愈后留下瘢痕。在阴部、肛门、直肠等处引起该部淋巴结炎、直肠炎，可发生腹痛、腹泻、黏液血便、里急后重、肛周肿胀及腰背疼痛，甚至直肠肛门狭窄、排便困难。出现淋巴结炎时可伴有轻重不等的全身症状，如发热、盗汗、头痛、肌痛、游走性关节痛、多关节炎、肝脾肿大等，有时可出现皮疹和光过敏等。病程1~2年，或更长时间之后，生殖器由于淋巴管慢性炎症，形成象皮肿，其皮肤表面呈疣状增殖及息肉样生长，形成直肠-阴道或尿道瘘管，发生溃疡和瘢痕，可并发肛门直肠综合征，由于进行性狭窄，可出现便秘、腹痛，晚期可发生癌变。

性病性淋巴肉芽肿会有什么并发症？

性病性淋巴肉芽肿经过数年或十多年的慢性病程后，可发生直肠狭窄及生殖器象皮肿等晚期损害，也可发生外生殖器及肛门溃疡，阴茎、阴囊、直肠会阴瘘管，直肠肛门瘘管，尿道狭窄及直肠阴道瘘等。还可有全身症状，包括发热、体重减轻及全身不适。其中，直肠狭窄多见于女性患者，主要是由于长期慢性直肠炎或直肠周围炎，反复发生直肠周围脓肿、破溃及瘢痕形成，最终发生直肠纤维化，引起直肠狭窄，排出的大便呈铅笔状，患者常有腹痛或阵发性腹部绞痛。直肠指检可发现受累部位肠壁增厚、肠腔狭窄，并可触及多个坚实性肿块。

生殖器象皮肿是由于长期的淋巴结及淋巴管慢性炎症，导致淋巴回流障碍、淋巴水肿所致。男性多见于阴茎及阴囊，女性多见于大小阴唇及阴蒂。阴囊及外阴象皮肿体积会变得非常大，阴茎象皮肿会使阴茎变形，女性尿道受累可导致尿失禁。以上这些并发症都会对患者造成生理和心理上极大的影响，在我国尚少见。

外阴痒、白带多就是阴道念珠菌病吗？

外阴瘙痒及白带多应考虑阴道炎的可能，但阴道炎可由真菌（其中多数为念珠菌）、细菌及滴虫等感染引起。念珠菌性阴道炎是瘙痒程度最重的，表现为乳白色奶酪样分泌物，黏膜充血、红斑、糜烂，分泌物波及外阴部，可引起外阴炎，表现为外阴皮肤潮红，有血疱、水疱，由于剧痒经常搔抓，导致局部糜烂，甚至形成溃疡，重者可累及肛门周围与腹股沟部。

细菌性阴道炎多表现为黄色或黄绿色的阴道分泌物，瘙痒程度较轻。滴虫性阴道炎表现为泡沫样白带，多伴发念珠菌性阴道炎。

阴道毛滴虫病的阴道分泌物有什么特点？

阴道毛滴虫病患者白带增多，宫颈红斑水肿及点状出血，呈特征性的草莓样外观，后穹隆常充满稀薄、灰黄色、有泡沫的白带，阴道分泌物增多，阴道液pH明显增高，常大于5.0，多呈黄绿色、泡沫状、稀薄的液体，有臭味，严重时白带可混有血液。由于分泌物增多，常产生外阴部刺激症状如外阴瘙痒、灼热、疼痛、性交痛、排尿困难、尿频、尿急、间歇血尿等。

自阴道后穹隆取一滴阴道分泌物与一滴生理盐水在玻片上混匀，置于高倍镜下观察，可见到卵圆形的、有鞭毛、可运动的寄生虫，在阴道分泌物中存在大量中性粒细胞。

男性感染滴虫会有什么症状？

阴道毛滴虫感染的女性的男性性伴侣也有可能感染滴虫，主要表现为尿道炎症状，如尿频、尿急、尿痛，还可引起龟头包皮炎，这种症状是可自愈的，大多数被感染男性患者并无自觉症状，但可长期无症状带虫，并可传染给性伴侣。

细菌性阴道病的阴道分泌物有什么特点？

细菌性阴道病患者的阴道分泌物增多，呈灰白色或灰绿色，均质如面糊样黏稠，均匀分布在阴道前壁和侧壁，带有泡沫，pH大于4.5，有鱼腥臭味，多系厌氧菌代谢产生的气体所致。分泌物高倍镜下观察可找到线索细胞，外观呈点彩状，如撒上一层面粉，是一种上皮细胞，革兰染色见表面附有大量加特纳菌。

细菌性阴道病会有什么并发症？

长期反复发作细菌性阴道病患者的阴道细菌过度生长可能引起其他生殖道疾病。若怀孕期间患细菌性阴道病，如果不及时治疗，可能会引起一系列的产科并发症，发生早产、低新生儿体重、绒毛膜炎、羊膜内感染和产后子宫内膜炎的风险增加。长期反复发作细菌性阴道病还可能导致盆腔炎性疾病，与输卵管炎、盆腔炎有关，主要表现为除了白带增多外，还有下腹疼痛、不孕、胎儿发育不良等，常可引起异位妊娠或不育。还有研究表明，细菌性阴道病患者可能存在轻度的子宫内膜炎。患细菌性阴道病的妇女发生宫颈非典型增生的风险是正常妇女的2倍，相比更易感染人乳头瘤病毒，故此类患者每年都需进行宫颈脱落细胞检查。同时，细菌性阴道病患者也更容易感染HIV。

外阴阴道念珠菌病的阴道分泌物有什么特点？

外阴阴道念珠菌病患者的阴道分泌物增多，pH小于4.5，呈水样或脓性，典型的白带呈黏稠、奶酪样或豆渣样，味道臭。阴道黏膜发红、水肿，并有灰白色凝乳状或片块状膜样物附着于阴道壁，去除薄膜可见糜烂面，易出血。阴道分泌物直接镜检可见芽生孢子假菌丝，但阳性率不高（约50%）。

男性生殖器部位感染念珠菌会有什么症状？

男性感染念珠菌可引起包皮龟头炎，包皮过长或未做环切者更易反复发生念珠菌性包皮龟头炎。主要表现有阴茎包皮、龟头轻度潮红，包皮内侧及龟头冠状沟处可见白色奶酪样斑片，龟头可有针头大小淡红色丘疹，如果包皮外侧及阴囊受累，可见鳞屑性红斑，局部可有瘙痒及烧灼感。对念珠菌过敏者偶尔可发生暴发性水肿性包皮龟头炎，主要表现为阴茎包皮明显水肿、剧痒，有浅表的溃疡，严重者可波及整个外阴。男性感染念珠菌还可引起念珠菌性尿道炎，可表现为尿急、尿频、尿道灼痒感、排尿烧灼感，尿道分泌物增多，呈水样或黏液状，但较其他尿道炎症状并不明显。

阴虱病有什么症状？

瘙痒是阴虱病的主要症状，夜间尤其严重，阴虱每天吸血数次，故瘙痒一般为阵发性的，但是瘙痒的程度因人而异，少数患者可有发热、肌肉酸痛或局部淋巴结肿大。

内裤上出现小黑点或红点，此为阴虱吸血的小血点。在阴虱叮咬处常有微孔，引起局部发红，形成小红斑点，其上有血痂，几天后由于局部产生过敏反应，出现丘疹，因搔抓而继发脓疱、毛囊炎或炎症性丘疹。此外，偶尔在患者的股内侧、腹部和腰部可见到0.2~2cm大的青灰色斑疹，不痛不痒，压之不褪色，可持续数月之久，可能是阴虱吸血时唾液进入人血液，使血红蛋白产生变性的结果。

腹股沟肉芽肿有什么症状？

腹股沟肉芽肿主要表现为生殖器部位、腹股沟和肛周有无痛性皮肤损害，这种损害最初为单发或多发的无痛性皮下结节，以后侵犯皮肤，形成溃疡，溃疡生长缓慢，逐渐扩大，触之易出血。通过自身接种，原发皮损周围可形成卫星灶样损害。典型的损害基底部呈牛肉红色，边缘不规则，新近溃疡底部见浆液性分泌物，陈旧病变表面为颗粒状，分泌物带脓性，有恶臭。久之，损害可表现为赘生物样或纤维瘢痕样，可导致生殖器畸形、包皮嵌顿或象皮病。长期病变可继发其他病原体感染，引起溃疡进一步扩大、变深和周围软组织坏死，并形成瘘管、残毁。

疥疮有什么特点？

疥疮是由疥虫引起的，疥虫多在手指缝及其两侧、腕屈面、肘窝、腋窝、脐周、腰围、下腹部、生殖器、腹股沟及股上部内侧等处活动，而以手指缝处最为重要。皮损多为针头大小的丘疱疹和疱疹，疏散分布。丘疱疹微红，疱疹发亮，有时还可见疥虫在表皮内穿掘的约数毫米长的线状隧道。患者常奇痒难忍，以夜间为剧。皮损如果经久不愈，往往发生抓痕、血痂、点状色素沉着、湿疹样改变和脓疱。儿童或成年男性在阴囊、阴茎等处可出现淡色或红褐色、绿豆至黄豆大半球形炎性硬结节，称为疥疮结节。疥疮尤以在冬季多见，为慢性病程，可持续数周至数月。疥疮传染性强，通常家人或密切接触者也有发病。

传染性软疣有什么症状？

传染性软疣多见于儿童及青年人，初期为米粒大半球形丘疹，以后逐渐增大至豌豆大，中心微凹或呈脐窝，表面有蜡样光泽，早期质地坚韧，后逐渐变软，呈灰白色或珍珠色。可挤出白色乳酪样物质，称为软疣小体。损害数目不等，可由数个至数十个，陆续出现，或少数散在，或数个簇集，互不融合。体表各部位皆可发生，好发于躯干、四肢、外阴、肛门等处，也可发生于唇、舌、口腔黏膜及结膜。一般无自觉症状。皮损偶可自然消失，愈后不留瘢痕。

性病神经症有何表现？

性病神经症主要表现为心理上和行为上的异常。可有疑病症表现，即对性病过于敏感，对性病反应过度，高度怀疑自己染上性病或愈后复发，心神不定，顾虑重重，心烦意乱，常伴烦恼和焦虑；可有恐怖症表现，即对性病强烈而持久地恐惧，明知不必如此，但不能自制，极力回避与性病有关的事物和环境，其恐惧和回避行为使之苦恼不堪，以致影响正常社交、工作、生活；慢性焦虑症最常见，即持续显著紧张不安，为自己或家人未来有可能感染性病或为自己的性病难以治愈而焦虑和烦恼，注意力难以集中，对日常事物失去兴趣，以致严重影响工作和学习。性病神经症患者常伴有抑郁、神经衰弱，有自主神经功能紊乱的表现，如心悸、气促和窒息感、头晕、多汗、口干、厌食、恶心和尿频等，还有患者可出现性功能障碍，如阳痿、早泄、性欲缺乏、月经紊乱等，严重者可有尿道内虫咬感或阴道内虫爬感等感觉过敏症状，但上述这些表现往往在工作紧张、注意力转移、睡眠时消失或不明显。

诊断与鉴别诊断篇

◆ 如何诊断梅毒?

◆ 如何判断一期梅毒?

◆ 如何判断二期梅毒?

◆ 梅毒的实验室检查有哪些?

◆ 梅毒血清试验有哪些?

◆ ……

如何诊断梅毒？

诊断梅毒必须结合病史、临床症状、体格检查和实验室结果综合分析考虑，慎重做出诊断，必要时，还需进行跟踪观察、家属调查或采用试验治疗等辅助方法。

（1）病史：应注意感染史、婚姻史、妊娠史、生育史等，对胎传梅毒应了解生母梅毒病史、自觉症状等。如以前曾有过类似梅毒症状的疾患，应询问既往治疗经过、治疗是否规则足量、有无药物过敏史等。

（2）体格检查：与一般内科、皮肤科疾病的检查相同，应做全面体格检查，注意全身皮肤、黏膜、口腔、外阴、肛门、骨骼、子宫颈等部位，对感染期较长的患者进行心脏血管系统、神经系统及妇科检查等。

（3）实验室检查：从早期皮肤黏膜的皮疹和破溃处取材涂片，暗视野显微镜检查梅毒螺旋体。非梅毒螺旋体抗原结合试验，如不加热血清反应素玻片试验（USR）、性病研究实验室试验（VDRL）和快速血浆反应素环状卡片试验（RPR）等，为筛查试验。梅毒螺旋体抗原结合试验，如荧光梅毒螺旋抗体吸收试验（FTA–ABS）和梅毒螺旋体血凝试验（TPHA）等，为证实试验。脑脊液检查一般用于晚期患者需排除神经梅毒者。对不能确诊的皮损可行组织病理检查。因此，诊断各期梅毒，首先要确定有无相应的感染史，结合潜伏期、有无各期典型的临床表现，再结合实验室检查，如暗视野显微镜检查或梅毒血清学试验是否阳性，才能最后确诊梅毒。

如何判断一期梅毒？

所谓一期梅毒也叫硬下疳，系指不洁性交后，梅毒螺旋体自皮肤或黏膜的轻度擦伤处侵入人体的局部组织，经过2~4周的潜伏期后，开始在侵入部位出现的第一个临床表现。

开始时局部组织先出现一个粟粒大小的红斑，经1~2周后，红斑逐渐增大、变厚，边缘隆起呈浅碟状的硬性斑块，直径为1~2cm，基底部略硬，呈软骨样的硬度，其形态可为圆形或椭圆形，呈暗红色，表面糜烂或溃疡，上面附有浆液性分泌物，干燥后可结成一层薄痂，分泌物中含有大量的梅毒螺旋体，传染性很强。病损多为单发，部分多发，患者无自觉疼痛，也无压痛。发生部位多见于阴茎头部、冠状沟、包皮系带或包皮内面；女性多见于小阴唇处或小阴唇内面，若发生于阴道壁或宫颈黏膜处，则往往不易被发现。有时硬下疳还可发生于口唇、舌部、乳房及手部等处，多由于接吻或接触被污染的物品间接传染而发生。

硬下疳的临床特点是：不经治疗，1~2个月后可自行消退，仅在病损处留有轻度而表浅的萎缩性瘢痕，日久则只留有轻度色素增加或减少；邻近的淋巴结表现为无痛性肿大，不与组织粘连，表面皮肤也无炎症反应，从不破溃，可存在数月，驱梅治疗后可迅速消退；在硬下疳初期，梅毒血清试验往往为阴性，只有在硬下疳发生2~3周之后才出现阳性反应。

如何判断二期梅毒？

一期梅毒患者的典型皮肤损害是硬下疳，一般3~4周后可自行消退。硬下疳愈合后梅毒螺旋体（梅毒的致病病原体）便由局部皮肤悄悄进入血液，而播散到全身各处，发展为二期梅毒。

前驱症状：发疹前往往先出现一些其他症状，如发热、头痛、骨痛、神经痛及食欲不振等，皮疹出现后，上述症状就会慢慢消失。

皮肤损害：二期梅毒很善于"伪装"，皮肤损害种类甚多，以斑疹最为多见，皮肤初发时为淡红色，逐渐变成暗红色或古铜色，类似玫瑰或者蔷薇，不痛，不痒，皮疹大小不一，数目较多，对称分布，孤立散在，常常发生在胸部、腹部、躯干侧面与背部以及手掌、脚掌，但面部很少发生。身体虚弱与营养不良的患者还可发生梅毒性脓疱疹，常伴发高热。

此外，还有一些特殊类型的皮肤损害，如扁平湿疣、银屑病样梅毒疹、环状丘疹性梅毒疹，类似的皮肤损害不一定是梅毒，也有可能是其他皮肤病。

黏膜损害：二期梅毒的黏膜表现有黏膜白斑、弥漫性红斑性梅毒疹、梅毒性舌炎、扁桃体炎等。因黏膜比皮肤薄弱，病变易向周围扩散，并容易形成缺损、溃烂。

二期梅毒传染性很强，若治疗不当或不进行治疗，往往进一步累及内脏、神经、骨与关节，如及时进行合理治疗，可以彻底治愈。

梅毒的实验室检查有哪些？

梅毒的实验室检查主要有以下几种方法。

（1）暗视野显微镜检查：就是从早期皮肤黏膜的皮疹和破溃处用玻璃片刮取组织流出的液体作涂片，在显微镜下面检查梅毒螺旋体，可以很好地诊断早期梅毒。因为之前提过梅毒螺旋体早期就是通过皮肤侵入人体的，这种检查比较方便。此外，我们也可以用免疫荧光给取得的液体染色，在特定的荧光显微镜下可观察到发出绿色荧光的梅毒螺旋体。

（2）组织病理学检查：就是取患者的一小块皮损，用银染色法可查见梅毒螺旋体呈黑褐色，在真皮的微小血管周围，正如其名字所暗示的，可以看到它们呈螺旋状。

（3）梅毒血清学检查：包括非梅毒螺旋体血清学试验和梅毒螺旋体血清学试验。梅毒血清学检查就是取患者血液来化验其中的成分，可以用来诊断二、三期梅毒（因为此时梅毒螺旋体已经由皮肤进入了血液）。

（4）脑脊液检查：就是从脊髓间隙抽取脑内的一些液体来评估细胞计数，测定里面的总蛋白，当然，这个检查只会在梅毒累及神经系统时才会做。

（5）PCR技术：是一种新应用于临床的分子生物学技术，诊断梅毒不一定要做PCR，一般情况下，应用上述常规检查完全可以临床诊断梅毒。

梅毒血清试验有哪些？

梅毒螺旋体进入身体后刺激身体产生两种抗体：非特异性抗体（即反

应素)、特异性抗体(即抗梅毒螺旋体的特殊抗体),特定抗原与这些抗体就会产生阳性反应,因此,我们可以抽血检测梅毒。根据所用抗原不同,梅毒血清试验分为非梅毒螺旋体抗原血清试验与梅毒螺旋体抗原血清试验两大类。

(1)非梅毒螺旋体抗原血清试验:不使用梅毒螺旋体及其成分,而是使用心磷脂作抗原,测定血清中抗心磷脂抗体(也叫做反应素)。此类试验能够诊断梅毒,但是会把正常人误诊为梅毒患者。性病研究实验室试验(VDRL)是将心磷脂、卵磷脂及胆固醇作为抗原,简单常用,费用低,需借助显微镜读取结果。快速血浆反应素环状卡片试验(RPR)是VDRL抗原的改良版,肉眼即可读出结果。不加热血清反应素玻片试验(USR)也是VDRL抗原的改良版。

(2)梅毒螺旋体抗原血清试验:就是直接用活的或死的梅毒螺旋体或其成分来作为抗原测定抗螺旋体抗体。此类试验敏感度和特异性均高,用作证实患者是否感染过梅毒,由于检测的是血清中抗梅毒螺旋体IgG抗体,IgG抗体能够长期存在,即使患者经过规则、足量治疗也不会消失,所以只能用于证实患者是否感染过梅毒。包括荧光梅毒螺旋抗体吸收试验(FTA-ABS)、梅毒螺旋体血凝试验(TPHA)、梅毒螺旋体制动试验(TPI),此外梅毒螺旋体IgM抗体检测有助于发现早期梅毒以及判定胎儿是否感染梅毒螺旋体。

会发生梅毒血清假阳性反应吗?

会。发生梅毒血清假阳性反应的原因如下。

(1)技术原因:即由实验人员操作不当、试剂不过关所致,这在正规医院一般不会发生。

(2)生物学假阳性:这里首先要谈谈梅毒血清学检验方法,梅毒血清学试验本质上是一种抗原抗体反应。目前用于梅毒血清学检验方法有非梅毒螺旋体抗体检测及梅毒螺旋体抗体检测。非梅毒螺旋体抗体检测方法检查的是心磷脂产生的抗体,又称为反应素,顾名思义,它在其他的反应中也可出现，也就是说梅毒螺旋体以外的其他生物性致病因子或其他疾病因素也可以促进机体产生这种抗体，我们说的生物学假阳性通常指的就是这类方法中出现的假阳性。梅毒螺旋体抗体检测一般不会有假阳性情况。

哪些疾病可以表现为生殖器溃疡？

发生于外生殖器部位的溃疡种类较多，病因不一，某些非性病性疾病也可表现为生殖器溃疡，常见的有以下几种。

（1）梅毒性硬下疳：硬下疳是一期梅毒疹，为感染梅毒螺旋体后出现的皮肤损害，一般为单个无痛性硬结或溃烂，类似触摸鼻子时的硬度，暗视野显微镜检查可见梅毒螺旋体。此种溃疡不经治疗也可愈合。

（2）软下疳：由杜克雷嗜血杆菌引起，初发为外生殖器部位的炎症性凸起来的小皮疹，迅速变成内含黄色脓液的脓疱，3~5天后脓疱破溃形成疼痛的皮肤溃烂，边界清楚。溃烂呈圆形或卵圆形，大小为数毫米至2cm不等，边缘不光滑，呈锯齿，底部凹凸不平，自觉疼痛剧烈，触之柔软。

（3）生殖器疱疹：HSV感染引起，患病部位先有烧灼感，出现一个或多个红色小丘疹，伴有瘙痒，迅速变成小水疱，内含淡黄色渗液，3~5天后多个成群水疱可形成脓疱，破溃后形成糜烂、溃疡，伴有疼痛，最后结痂愈合，整个发病过程为2周左右，痊愈后仍存在复发的可能。

（4）性病性淋巴肉芽肿：本病由沙眼衣原体引起，最初为极小的凸起皮疹或疱疹，形成或深或浅的溃烂。皮损常为单个或多个，边缘整齐，周围有红晕，无明显症状，不痛不痒，易被忽略，持续1~2周自愈，不留瘢痕。

（5）阴茎结核疹：本病是机体内原有的结核分枝杆菌通过血行播散到阴茎所致的一种皮肤结核，是丘疹坏死性结核疹的一种类型。初发为米粒至豌豆大凸起小皮疹或结节，触之坚韧，部分吸收或顶端化脓，多数坏死、破溃形成圆形或不规整形溃烂，溃烂边缘有穿凿现象，伴有脓样分泌物，愈后留下挛缩的瘢痕。

（6）急性女阴溃疡：发生于女阴的急性疼痛性溃疡，与性接触无关，多见于10~30岁的未婚女性。常突然起病，一开始即为外阴部溃疡，溃疡呈圆形或不规则形，直径为数毫米到1~2cm不等，相邻的溃疡可以融合成较大的溃疡。

（7）白塞综合征：又名眼、口、生殖器综合征，可能为自身免疫性疾病，与性接触无关。常伴有口腔溃疡与眼虹膜睫状体炎及四肢的红斑，生殖器溃疡多为一个或多个大小不等的圆形或椭圆形溃疡，边界清楚，表面覆盖有灰白色渗出物，疼痛常较口腔溃疡轻，2~3周愈合，溃疡较深时愈后留有瘢痕。

（8）固定性药疹：与性接触无关，发病前使用过致敏药物。首次发疹部位固定且不限于外阴部位，皮损表现为暗红斑、水疱，自觉轻度瘙痒，水疱可自行破溃或经摩擦后破溃，形成糜烂面或浅溃疡，皮疹持续1~3周后愈合，可遗留色素沉着。

二期梅毒疹易与哪些皮肤病相混淆？

二期梅毒斑疹应与以下皮疹区别。

（1）药物疹：发病前有服药史，为全身发疹，发展快，有轻重不一的痒感。停药后皮疹可自愈。

（2）玫瑰糠疹：皮损表现为指甲大小椭圆形红斑，斑的边缘清楚，并在皮疹的上面覆盖糠秕状鳞屑，多发生在躯干的上半部，红斑的长轴排列与皮纹方向一致。

（3）多形性红斑：一般有反复发病的病史，多发生于面部及肢体远端。皮疹发展快，十数日可消退。皮疹中央为深紫红色，边缘呈红色。

哪些患者需要排除是否有神经梅毒？

梅毒通常分为早期梅毒及晚期梅毒，在各个时期都有可能出现神经梅毒。因此，神经梅毒并不仅仅是在梅毒晚期才会出现的，而且出现了神经梅毒也并不意味着到了梅毒晚期。早期梅毒包括早期无症状神经梅毒、急性梅毒性脑膜炎等，晚期梅毒包括晚期无症状神经梅毒、脑膜血管梅毒、脊髓痨或麻痹性痴呆等。

梅毒感染中枢神经系统，患者会出现神经系统症状，故应行腰椎穿刺，取脑脊液检查了解是否有神经梅毒。在未经治疗的晚期梅毒患者中，神经梅毒的发病率可达10%~30%。经过常规驱梅治疗后，梅毒患者外周血RPR在2年内基本转阴，如果经正规治疗后，RPR仍然持续阳性，应考虑是否有神经梅毒。晚期梅毒患者，经过抗梅毒治疗无效，也应做脑脊液检查了解是否有神经梅毒。

诊断神经梅毒需要做哪些检查？

诊断神经梅毒需要"两步走"：第一步抽血化验，确定是否患有梅毒；第二步抽取患者脑脊液，判断梅毒是否侵犯神经。

抽血化验包括非梅毒螺旋体抗原血清试验与梅毒螺旋体抗原血清试验两大类，前文已述。

不同的神经梅毒的脑脊液中所含有的细胞以及蛋白质多少是不同的，所以可以通过抽取患者的脑脊液来判断神经梅毒的类型，如梅毒性麻痹性痴呆型、脑膜炎型、脑膜血管梅毒型。神经梅毒患者脑脊液中梅毒抗体和梅毒抗原均为阳性。

此外，CT、磁共振、PETCT也可以用来检查梅毒，但没有什么特征性表现。

如何诊断淋病？

诊断淋病主要根据病史、体格检查和实验室检查三个方面。

（1）病史：特别是有不洁性接触史。

（2）体格检查：应全面细致地检查，男性患者要注意挤压尿道观察有无黄白色的脓液流出以及尿急、尿频、尿痛等急性尿道炎表现；女性要注意观察排尿时有无不适感、阴道分泌物是否为脓性白带。

（3）实验室检查：取尿道口和子宫颈口分泌物直接涂片进行特定的染色，然后在显微镜下观察，见淋病双球菌即可确诊。

淋病的实验室检查有哪些？

淋病的致病病原体是淋球菌，属于奈瑟菌属，革兰染色（一种判断细菌性质的染色方法）阴性，呈球形成对排列，所以属于双球菌。实验室最常用的检查淋病的方法有涂片法和培养法两种。

（1）涂片法：取患者尿道分泌物或宫颈分泌物，涂片做革兰染色，在显微镜下观察，可见大量多形核白细胞，细胞内找到数量不等的革兰阴性双球菌即可初步诊断。需要指出的是，咽部涂片发现革兰阴性双球菌不能诊断淋病，因为在咽部存在的其他种类的正常寄生奈瑟菌群也属革兰染色阴性的双球菌。

（2）培养法：淋球菌培养是诊断的重要依据，也是世界卫生组织推荐的筛查淋病患者的方法。这种方法特异性较高，对于一些治疗不正规的患者以及女性患者，用分泌物涂片很难做出准确结果，此时一定要进行淋球菌的分离培养。如果与淋病患者有过性接触，没有症状但是又担心感染，应每周做1次宫颈分泌物涂片和培养，连续3次，全部阴性者才能排除淋病。

也有检测淋球菌抗原的方法，如固相酶免疫试验及直接免疫荧光试验，但目前较少采用。

如何诊断生殖道沙眼衣原体感染？

诊断生殖道沙眼衣原体感染主要根据临床表现及实验室检查综合分析。在男性和女性中，多数沙眼衣原体感染无症状。这种没有症状的感染可以持续数月。尽管经常没有症状，在女性，至少1/3在检查时有局部感染体征，最常报告的两种特征是从子宫颈中排出黏液脓性分泌物和宫颈外观增大。在男性中的症状体征包括从尿道排出黏液夹杂脓性或纯脓性物质、排尿困难或尿道瘙痒。

男性感染表现可有非淋菌性尿道炎、直肠炎，部分可以自愈。女性感染表现可有黏液脓性宫颈炎、尿道炎以及前庭大腺炎。

实验室检查主要是显微镜镜检以及细胞培养法。

临床表现结合实验室检查基本就能诊断沙眼衣原体感染。

沙眼衣原体的实验室检查有哪些？

可以应用细胞生物学、免疫学、分子生物学等多种方法检查沙眼衣原体。

（1）细胞生物学检测方法主要是涂片显微镜镜检法与细胞培养法。取宫颈或尿道标本涂片，通过碘染色或姬姆萨染色等可见细胞内包涵体（细胞吞噬沙眼衣原体而形成）。细胞培养法是目前诊断沙眼衣原体感染最可靠的方法。

（2）免疫学检测方法，如血清IgG抗体检测，由于IgG升高后仍能持续较长时间，故阳性结果不一定有现症感染。酶免疫测定因金黄色葡萄球菌、链球菌等常见微生物也能使反应呈阳性，易误诊为沙眼衣原体，称为假阳性。

（3）分子生物学检测方法包括基因探针技术与核酸扩增技术，目前不推荐使用。

目前，沙眼衣原体感染的实验室检查主要采用细胞生物学检测方法。

如何诊断非淋菌性尿道炎？

非淋菌性尿道炎是指排除了淋菌性尿道炎以外的其他原因引起的尿道炎。这个概念本身的范围很广，包括很多种尿道炎，如沙眼衣原体引起的尿道炎、解脲支原体引起的尿道炎、阴道毛滴虫引起的尿道炎、细菌引起的尿道炎等等。其中非淋菌性尿道炎指的就是由沙眼衣原体和解脲支原体引起的尿道炎。由于非淋菌性尿道炎症状有时不太明显，因此要详细询问病史，结合患者的症状、体征和实验室检查结果才能诊断非淋菌性尿道炎。

（1）病史：询问患者有无婚外性接触史或配偶是否为性病患者。

（2）非淋菌性尿道炎的症状和体征：在排尿时有无尿道刺痒或轻或重的尿急、尿痛、尿频、下腹疼痛等症状。体格检查要注意男性有无尿道口发红、黏液分泌物，女性是否有白带增多、宫颈水肿、黏液脓性分泌物。

（3）实验室检查：分泌物涂片检查找不到淋球菌，即一定要排除淋病，在高倍显微镜下（放大400倍）白细胞10~15个以上、油镜下（放大1000倍）白细胞5个以上才可初步诊断。此外，有条件者可做衣原体和支原体培养以助确诊。

如何诊断尖锐湿疣？

典型的尖锐湿疣诊断并不困难，但也应询问病史，结合患者的症状、体征和实验室检查进行尖锐湿疣的诊断。

（1）病史：询问患者有无不洁性接触史、性伴侣是否患有尖锐湿疣、是否存在间接接触感染。

（2）症状、体征：医生经常通过仔细观察患者的生殖器和肛门区域来辨认尖锐湿疣，有典型的肉眼可见的皮损，一般即可初步诊断，在生殖器或肛周等潮湿部位出现多个灰白色、灰褐色或粉红色，呈乳头状、鸡冠状或菜花状，高于皮肤表面，大小不等的疙瘩，有时许多疙瘩可融合成团块。一般无自觉症状或仅有微痒不适。

（3）实验室检查：如醋酸白试验阳性，疣体不典型者可取一小块病变部位做成切片在显微镜下观察，可见凹空细胞，有条件者可行PCR检测，来确定患者感染的HPV（人乳头瘤病毒）的类型。

其他皮肤病的皮疹有时与尖锐湿疣相似，如生殖器鳞癌、扁平湿疣、珍珠状阴茎丘疹病、假性湿疣、鲍温样丘疹病、皮脂腺异位症、传染性软疣等。

尖锐湿疣的实验室检查有哪些？

HPV（人乳头瘤病毒）由于是一种病毒，所以不能进行组织培养和细胞培养，尖锐湿疣的常用的实验室检查方法有以下几种。

（1）醋酸白试验：在可疑皮损处涂3%~5%醋酸1~5分钟，可见局部皮肤黏膜变白，即为醋酸白试验阳性，只有被HPV感染过的细胞产生的角蛋白才能被醋酸致白。

（2）病理活检：主要为乳头瘤样增生，显微镜下可以看见特征性的凹空细胞。

（3）细胞学检查：取阴道、子宫颈等部位的湿疣组织制成涂片，做PAS染色。在涂片中可以见到空泡化细胞和角化不良细胞，这两种细胞常可混合存在。

（4）组织化学检查：取少量皮损组织制成涂片，用特异性抗人乳头瘤病毒的抗体染色，这些抗体能够识别作为抗原的人乳头瘤病毒，通过化学方法显色，我们就能确定人乳头瘤病毒是否存在。

对于生长于隐蔽部位的尖锐湿疣可以采用尿道镜、阴道镜或膀胱镜等内窥镜来经过人体自然腔道来观察相应部位，并可结合组织病理学检查提高尖锐湿疣的诊断率。此外，有条件者可用PCR进行HPV分型检测。

醋酸白试验用来诊断尖锐湿疣准确吗？

醋酸白试验是一种在临床上主要用于诊断尖锐湿疣、亚临床状态尖锐湿疣或HPV潜伏感染（感染了HPV但是没有临床症状）的试验方法，通过涂醋酸后使其变白，可以使病变部位容易看见，只有被HPV感染过的表皮细胞才能被醋酸致白。在一些慢性炎症，比如尿道炎、包皮龟头炎或者外伤擦破时，此时做醋酸白试验都会出现阳性，称为假阳性。因此，醋酸白试验阳性并不能确诊尖锐湿疣，醋酸白试验是一种重要的尖锐湿疣临床检查方法，但并非是绝对可靠的方法，还要结合患者的性接触史、发病情况以及皮损特点等综合考虑。

宫颈巴氏涂片有什么临床意义？

宫颈巴氏涂片是妇科检查时经常做的一项检查，将宫颈脱落细胞刮下后，涂在玻璃片上，经过一种特殊的巴氏染色，然后在显微镜下观察。宫颈巴氏涂片是衡量疾病轻重的重要依据，也是确诊宫颈癌的重要指标，分为巴氏 I ～ V 五个等级。

巴氏 I 级：正常涂片中没有不正常细胞。

巴氏 II 级：炎症涂片中细胞有异形改变。

巴氏 III 级：涂片中的可疑癌细胞有核变质改变，但不能肯定，需要进一步检查确诊。

巴氏 IV 级：涂片中有高度怀疑是恶性的细胞。

巴氏 V 级：涂片中有癌细胞，可肯定是癌症。

尖锐湿疣需要做组织病理学检查吗？

组织病理学检查，又称组织活检，多用在生殖器部位长出肉眼明显可见的小疙瘩，临床上像尖锐湿疣，但又不太肯定，并且患者又否认有婚外性接触，在这种情况下可以用手术的方法取一点点病变组织，将组织经过专门的处理后制成玻璃切片，最后由专业的皮肤病理科医生在显微镜下观察来做出病理诊断（由于处理步骤比较复杂，大多数医院都需要1周左右的时间才能给出病理报告）。尖锐湿疣的组织病理检查的特征性改变是发现凹空细胞（一种特征性细胞），一般发现凹空细胞即可确诊。组织病理学检查常用于尖锐湿疣与外阴部位其他一些疾病相鉴别。

尖锐湿疣患者需要做阴道镜检查吗？

阴道镜目前已广泛应用于临床，是一种经由阴道的非介入性观察生殖道内病变的内窥镜，在诊断子宫颈、阴道和外阴病变上有一定的价值，能将观测到的图像放大10~40倍，发现肉眼不能发现的微小病变。

宫颈部位的疣体有时仅靠肉眼观察已不够全面，此时需要在阴道镜定位下活检。一般肉眼观察就可以判断没有疣体的可以不做阴道镜，怀疑有疣体的可以做阴道镜检查，如果伴有宫颈糜烂、宫颈接触性出血、宫颈息肉、阴道分泌物多、细胞学检查有癌前病变及有宫颈癌家族史者需要做阴道镜检查。

尖锐湿疣患者需要做HPV型别检测吗？

尖锐湿疣患者不一定要做HPV型别检测。HPV型别检测的意义在于区分高危及低危型HPV。HPV与一些肿瘤发生的相关性已得到证实。HPV根据其致癌性分为高危、中危、低危三类。尖锐湿疣患者绝大多数为6、11型，少数为16、8型，后者为易致癌的高危型。对于尖锐湿疣来说，HPV型别检测意义不大。对于宫颈部位的不典型表现，HPV型别检测有助于宫颈癌的早期干预。总之，尖锐湿疣患者做HPV型别检测要根据具体情况来定。

假性湿疣、阴茎珍珠状丘疹病与尖锐湿疣有何不同？

临床上容易将男性阴茎珍珠状丘疹病和女性假性湿疣误诊为尖锐湿疣，而扣上性病的帽子，男性的阴茎珍珠状丘疹病和女性的假性湿疣与尖锐湿疣主要区别如下。

（1）疾病的病因不同：阴茎珍珠状丘疹病和女性假性湿疣是一种良性皮肤发育不全的状态，为生理性变异，在正常人群中有10%的人有此病。

据调查，在处女和没有过性接触的男性中，本病的患病率也很高。本病不是由性接触感染，不属于性传播疾病。尖锐湿疣是由人乳头瘤病毒感染引起的慢性增生性疾病，可通过性接触而感染，是性传播疾病中的一种。

（2）临床表现不同：男性阴茎珍珠状丘疹病的特点是沿冠状沟、龟头缘处分布的小米粒大小的丘疹。女性假性湿疣则是在小阴唇内侧呈对称性的、条索形的指状丘疹，分布稠密，也可呈鱼子状。阴茎珍珠状丘疹病和假性湿疣可无任何不适感，不需治疗，无传染性。尖锐湿疣是在男女的外生殖器处散在的、呈菜花状的皮肤疣状物，分布无规律性，继发感染后可有异味，阴道内生长的尖锐湿疣可自行出血。尖锐湿疣有自身传染性，未经治疗本病可继续发展，其数目越来越多，疣体逐渐增大。

（3）治疗目的不同：男性阴茎珍珠状丘疹病和女性假性湿疣不需治疗，而尖锐湿疣是性传播疾病，传染性强，必须治疗，否则后果更加严重。

哪些皮肤病易与尖锐湿疣混淆？

有一些患者自己检查或者无意中发现外阴长了小疙瘩，因此怀疑自己得了性病，心里非常紧张，盲目求医，有的因诊治不当，给身体和精神造成严重的伤害。其实，外阴部长疙瘩并不都是性病。在外阴部的疙瘩中，最常见的性病是尖锐湿疣，它多是通过不洁性接触感染的，常常会越长越多，还具有传染性，因此必须及时治疗。

除了尖锐湿疣以外，还有一些性病也可以在阴部出现小疙瘩，比如梅毒的扁平湿疣、传染性软疣、疥疮等，这些病也会通过性接触传播，但它们的致病菌、临床表现和治疗方法与尖锐湿疣都不相同。此外，还有许多皮肤病也表现为外阴部的小疙瘩，如比较常见的珍珠样阴茎丘疹病（俗称"阴茎珍珠疹"）、皮脂腺异位症、鲍温样丘疹病、毛囊炎、龟头炎以及比较少见的光泽苔藓、阴部粟丘疹、阴茎结核疹等等，但是不通过性接触传播，因此不属于性病。其中，有些病必须治疗，而有些则无须治疗（如假性湿疣、阴茎珍珠疹、皮脂腺异位症）。

总之，当发现自己阴部长小疙瘩时，一定不要自做处理，应当去正规医院的皮肤性病科请专科医生做出诊断并给予相应的治疗。

如何判断自己得了生殖器疱疹？

如果近期有不洁性接触史、配偶有生殖器疱疹感染及与其他生殖器疱疹患者有密切接触史，再结合自身是否有生殖器疱疹表现来判断。原发性生殖器疱疹感染潜伏期为3~5天，患部先有烧灼感，出现红斑，很快在红斑的表面发生3~10个成簇分布的小水疱，数日后成为小脓疱，破溃后形成糜烂面和浅溃疡，局部红肿，有烧灼样疼痛。女性患者多发生于阴唇、肛门周围、阴道，但约90%的患者可同时侵犯子宫颈，引起子宫颈炎或子宫炎；男性患者多发生于龟头、冠状沟、尿道口或阴茎体，有时可并发尿道炎。大多数患者有双侧腹股沟淋巴结肿大。

复发性疱疹在原发性疱疹发生后1~4个月内发生。复发性生殖器疱疹的皮疹一般都在原发性疱疹的发病部位，但疱疹的数目、持续的时间与自觉症状均比原发者轻，附近淋巴结往往不肿大，全身症状轻微。建议到正规医院就诊，勿自行诊断、用药。

生殖器疱疹的实验室检查有哪些？

生殖器疱疹的实验室检查方法主要有培养法，医生会在水疱的底部取一定量的标本，接种在细胞培养基上，分离病毒。培养法为目前较敏感、最特异的检查方法，是生殖器疱疹的实验室检查的最可靠的标准。在一些有条件的大医院也可做病毒分离。此外，还可用免疫荧光检查病毒包涵体，用电镜检查病毒颗粒，用酶联免疫吸附试验或放射免疫测定检测病毒抗原以及血清中病毒抗体。

什么情况需要做HSV型别检测？

HSV分1型和2型。HSV型别检测通常为血清学检查，病毒分型临床难采用。该检测方法的最大价值是证明患者已经感染过HSV，血液循环中的抗HSV抗体是存在反复感染可能的标志。抗体滴度增加4倍或更多提示HSV的近期感染。

在如下情况下HSV型别检测可能有用。

（1）复发性生殖器疱疹患者病毒培养阴性，可能有症状或症状不典型。

（2）生殖器疱疹临床诊断无实验证据。

（3）性伴侣有生殖器疱疹。

生殖器疱疹易与哪些皮肤病混淆？

生殖器疱疹主要和硬下疳、软下疳及白塞综合征相鉴别。

生殖器疱疹以双侧生殖器部位大面积皮损为特征，初发损害有红斑、红色颗粒，迅速变成孤立或成丛的水疱、脓疱，继之破损形成浅表溃烂，常见多发性小脓疱破溃、融合成较大的糜烂面。溃疡持续4~15天，直至结痂；局部症状有疼痛、瘙痒、排尿困难、阴道或尿道分泌物。疼痛如不治疗，可持续2~3周，生殖器疱疹很容易复发，实验室检查可检出HSV-2或HSV-1阳性。

硬下疳皮损常为单个，溃疡基底和边缘触诊硬度如同触摸鼻尖，不疼痛，表面较为清洁，不经治疗可自行愈合，不留瘢痕，不复发。实验室检查提示RPR（＋），梅毒螺旋体（＋）。

软下疳皮损为质软的溃疡，为多个，局部症状有疼痛，不复发，实验室检查可检出杜克雷嗜血杆菌阳性。

白塞综合征皮损也为多发溃疡，局部症状有疼痛，反复发作，但是同时伴有口腔溃疡及眼损害。

如何诊断软下疳？

软下疳是由杜克雷嗜血杆菌引起的感染性疾病，由于目前软下疳在我国并不常见，诊断这个疾病要特别谨慎，需要根据病史、体格检查和实验室检查结果进行综合分析，做出诊断。患者通常在发病前2~5天有不洁性交史，体检可以发现男女外生殖器或尿道口出现一个或多个基底比较软的溃疡，有疼痛及触痛，一侧腹股沟伴有疼痛性淋巴结肿大，肿大的淋巴结甚至可以形成溃疡，并向体外排脓（即横痃）。关于实验室检查，将分泌物或脓液标本在选择性培养基上进行培养，可出现典型菌落，为针尖大小、光滑的半球形菌落，可呈半透明状、浅灰色和淡黄色等。

取典型菌落制成细菌涂片，可在显微镜下见到革兰阴性短棒状杆菌，呈链状排列，似"鱼群状"。对菌株进行分离鉴定是诊断软下疳所必须的。此外，组织病理学检查也有助于对本病的诊断，组织病理分三个带：上层溃疡底部较狭窄，可见中性粒细胞、纤维蛋白、坏死组织及革兰阴性杆菌；中层较宽，含多数新生血管，血管内皮细胞增生，血管腔闭锁，血栓形成；下层较深，可见致密的浆细胞和淋巴细胞浸润。软下疳患者的诊断应同时做排除诊断，包括暗视野检查梅毒螺旋体阴性，梅毒血清试验阴性，涂片姬姆萨染色查不到杜诺凡小体，以此排除梅毒引起的硬下疳和性病性淋巴肉芽肿。

如何诊断性病性淋巴肉芽肿？

性病性淋巴肉芽肿是由沙眼衣原体感染引起的性传播疾病。诊断性病性淋巴肉芽肿需要根据不洁性接触史、临床表现和实验室检查进行综合分析。发病前有不洁性交史，潜伏期一般为7~10天。早期表现为外生殖器水疱、丘疱疹、糜烂、溃疡，愈后不留瘢痕。1~4周后出现腹股沟淋巴结肿大，有疼痛、压痛，粘连融合，可有寒战、高热及关节痛等全身症状。腹股沟皮肤出现"沟槽征"，数周后可通过喷水壶状瘘管排脓，愈后留有瘢痕。女性感染者易发生直肠周围炎，晚期出现直肠狭窄和阴唇象皮肿。血清学检查检出高滴度的抗沙眼衣原体抗体是诊断必要的，也是判定疗效的方法。有条件的实验室可做衣原体的培养，男性培养标本常取自尿道、直肠或肿大的淋巴结，女性培养标本常取自直肠和宫颈。取皮肤、黏膜损害或淋巴结行组织病理检查对诊断有参考意义。发病早期应与一期梅毒、生殖器疱疹、软下疳、腹股沟肉芽肿等溃疡性疾病鉴别，以排除合并感染的情况。出现淋巴结症状时应与恶性肿瘤、结核病、单核细胞增多症等鉴别。晚期直肠肛门病变应与腹股沟肉芽肿、化脓性汗腺炎以及直肠和肛门癌等鉴别。

如何检测生殖道支原体？

生殖道支原体可由分离培养法、血清学诊断及分子生物学诊断的方法检测。支原体可由人工合成培养基培养，但培养需专业化技术、试剂和设备，要求较高，所需时间也较长，不能快速检测支原体感染。血清学试验方法有支原体特异性血清学检测和非特异性血清学检测，包括酶免疫法、酶联免疫吸附试验（ELISA）、补体结合试验、间接免疫荧光染色等，具有很高的特异性和灵敏度，可作为辅助诊断及流行病学调查的手段。分子生物学检测方法有 DNA 探针和聚合酶链反应（PCR）等方法。由于实验室条件要求高及操作要求严格，尚不能应用于支原体感染的临床检测，目前只用于科学研究及流行病学调查。然而需要指出的是，在不同人群中都发现有生殖道支原体携带的情况，调查研究发现，健康人中解脲支原体和人型支原体的携带率可分别达 10%~59% 和 5%~34%，甚至更高，因此支原体可以是泌尿生殖道的正常寄居微生物，随着性成熟和性活动的增加，泌尿生殖道支原体的寄居可以增加，因此检测到泌尿生殖道支原体感染并不能认为一定是患了性病。

阴道毛滴虫病的诊断依据是什么？

患者的病史、临床表现和实验室检查是阴道毛滴虫病的诊断依据。

典型患者的阴道分泌物增多，呈黄绿色泡沫状，阴道壁及宫颈黏膜红肿，并有散在的出血点或特征性草莓状外观。有时患者的阴道分泌物并不如此典型，因此无论是急性还是慢性阴道毛滴虫病的确诊常要借助实验室检查。患者在检查前不要做阴道冲洗或阴道用药，24~48小时内不宜有性生活。悬滴法是检查滴虫感染最常用的实验室检查法，如果找到活动的滴虫，即可确诊。培养法适用于多次悬滴法检查阴性而临床高度怀疑患有滴虫感染者，其准确度可高达98%。此外，尚需与念珠菌性阴道炎和细菌性阴道病相鉴别。念珠菌性阴道炎表现为外阴阴道瘙痒，白带呈奶酪样或豆渣样，阴道有白色假膜，真菌检查阳性。细菌性阴道病表现为非化脓性、伴有鱼腥味的灰白色黏稠阴道分泌物，分泌物 pH 升高，有线索细胞等。

细菌性阴道病的诊断依据是什么？

细菌性阴道病是由阴道加特纳菌和一些厌氧菌混合感染所致的性传播疾病，在性关系混乱的人群中发病率较高。此外，由于老年妇女雌激素水平降低，局部抵抗力下降，本病也多见。诊断依据如下：一般四项标准中具备三项以上者即可确诊，其中第四项为必需诊断条件。

（1）阴道分泌物增多，呈灰白色，黏稠，可呈面糊状，均匀一致。阴道有烧灼感、刺痛、坠胀感，伴盆腔不适及全身乏力等。

（2）阴道分泌物中胺含量特别高，恶臭，呈鱼腥味，性交时或活动后往往因促进胺释放而使臭味加重，胺试验阳性，即分泌物中加入一滴10%氢氧化钾后可释放出胺味。

（3）阴道分泌物 pH 增高，pH 范围为5.0~5.5，而正常人为4.5~4.7。

（4）阴道分泌物的湿涂片进行革兰染色镜检，可检出线索细胞，这是一种上皮细胞，表面附有大量加特纳菌，外观呈点彩状，占脱落上皮细胞20%以上。

外阴阴道念珠菌病的诊断依据是什么？

外阴阴道念珠菌病（VVC）是主要由白色念珠菌引起的外阴阴道的一种疾病，分为单纯性VVC和复杂性VVC。单纯性VVC指发生于免疫功能正常、非妊娠期的散发的由白色念珠菌引起的临床症状较轻的VVC。复杂性VVC包括一年内有症状性地发作4次以上、妊娠期发作的VVC、临床症状严重的VVC、宿主是糖尿病患者或者免疫力低下者以及长时间应用免疫抑制剂者。诊断需要结合临床表现与实验室检查。患者往往主诉外阴局部瘙痒、灼痛，尿频、尿痛以及性交痛等，伴有白带增多。检查可见外阴充血水肿，黏膜糜烂、皲裂，小阴唇内侧及阴道黏膜见白色膜状物附着，阴道内分泌物较多，呈白色豆渣样。典型病例具有一定特征，诊断不难；不典型病例，疑为带菌者或以疗效判定时，应做分泌物检查。分泌物悬滴法镜检或涂片后革兰染色后镜检，菌丝阳性率为75%。对于复杂性VVC或有症状但多次镜检阴性者需行培养法及药物试验诊断。单纯性VVC的分泌物pH<4.5，涂片中有大量白细胞且pH>4.5提示存在混合感染。

阴虱病的诊断依据是什么？

阴虱病患者以阴部瘙痒，尤以夜间剧痒为主要症状。阴虱叮咬处常有丘疹，因搔抓而继发脓疱、渗液、结痂。皮疹附近可见到不痛不痒的0.2~2cm大的青灰色斑，压之不褪色。诊断阴虱病比较简单，如果发现了阴虱即可做出明确的诊断，因此要仔细查看是否有阴虱的存在。阴虱主要寄生于耻骨部阴毛、会阴部阴毛、肛周毛发处，且常寄生于毛干部，可在毛根部发现淡褐色阴虱，有时阴虱藏于小的痂皮中，在毛干上可见白色小颗粒状虱卵粘附其上。剪下的有阴虱和虫卵的阴毛用70%乙醇或5%~10%福尔马林溶液固定，放在玻片上，滴一滴10%氢氧化钾溶液，在显微镜下观察，可见呈蟹形的阴虱，有3对足，前足较小，中后足巨大。

为什么没有症状还能检测出支原体阳性？

支原体是一种大小界于病毒和细菌之间的微生物。它不像衣原体那样进入人体细胞，在人体细胞内复制并引起细胞死亡，支原体寄居于细胞表面，大多数情况下不会影响机体，与人体处于一种和平共处的状态。一些证据表明，解脲支原体感染并不都发生临床症状，仅在部分患者中出现尿道炎症状，但其尿道炎与衣原体感染的尿道炎症状表现相似，出现的频率也是一致的，有证据表明，解脲支原体和生殖支原体在非淋菌性尿道炎中也起主要作用。其他从人类尿道分离出的支原体，如发酵支原体和穿通支原体则与尿道炎无关。无症状患者甚至正常人做支原体检测都有可能出现阳性结果，是否需要治疗需根据临床情况而定。

如何诊断腹股沟肉芽肿？

腹股沟肉芽肿是一种慢性、轻度传染的性传播疾病，由肉芽肿荚膜杆菌引起，其诊断主要依据临床表现及实验室检查，临床表现如下。

（1）本病的潜伏期为2天~3个月，平均为17天。

（2）原发损害常为皮肤小结节，溃烂到表皮后即成为牛肉样隆起的肉芽肿病变。损害部位血管丰富，触之易出血。患者通常无痛感，也不伴有全身症状。

（3）好发部位如下。①生殖器部位的损害：主要发生于男性包皮、冠状沟、龟头、阴茎体、阴茎系带和女性的大小阴唇、阴唇系带等处。女性病损常自阴唇系带起，沿外阴向前呈V形发展。10%~15%患者可累及肛周（尤其是同性恋者）及腹股沟。②生殖器外损害：约6%的患者可经血液循环或淋巴途径播散到非生殖器部位及内脏器官，如颈、鼻、口腔、四肢、胸、腹、肠、肝、肾、骨髓及关节等部位。孕妇容易发生血行播散，分娩可使宫颈病变向上蔓延至宫内。

（4）临床类型有以下几种。①溃疡肉芽肿型：此型多为单个或多个暗红色丘疹或多个皮下结节，之后侵蚀皮肤，产生肉芽肿性、牛肉红色溃疡，溃疡界限清楚、深大、不痛，易出血，损害边缘不规则，下垂呈卷边状。因自身接种可有卫星状损害。②肥大或疣状型：溃疡基底肉芽组织增生高起，疣状肥厚呈乳头瘤状。③坏死型：若病变区继发感染可致生殖器广泛坏死，并出现疼痛及恶臭的渗出物。④硬化或瘢痕型：此型多见于女性，病变区纤维组织过度增生而呈瘢痕增生样，易导致生殖器畸形。⑤假性淋巴结炎（假性横痃）。

（5）该病经过很慢，可以迁延数年，也有未经治疗而自愈者，但有时可再发。部分患者可因淋巴管堵塞发生外生殖器假性象皮病，亦可因瘢痕及粘连引起尿道、阴道、肛门等处狭窄，亦可癌变及引起外生殖器残毁。

实验室检查镀银染色可在病理组织切片中找到杜诺凡小体。在大单核细胞的囊性间隙区内可见杜诺凡小体，为圆形或卵圆形，大小为1~2 μm，看上去像一个闭合的别针。

如何诊断疥疮？

根据流行病特点，有疥疮患者接触史或家族成员共患，可根据皮疹形态、好发部位、隧道及检测到疥螨诊断。

（1）疑诊：分布于手及手指缝、腕屈、肘窝、腋前壁、乳晕、外生殖器、腹部、臀部等皮肤皱褶娇嫩处，为针头至米粒大丘疹，病程久者皮损可呈湿疹样改变。隧道及结节为特征性皮损有诊断意义，前者多见于手指缝，后者多见于阴囊、阴茎。夜间瘙痒是疥虫活动的表现。

有疥疮接触史，而且对特异性治疗如硫黄膏外用有反应，疥疮患者症状会很快好转，反之，就要考虑是否诊断有误。

（2）确诊：在显微镜下取皮肤刮出物或其他方法取得标本检查到成虫、幼虫或卵。皮肤组织活检切片发现疥螨或疥粪粒也可确诊，不过较少采用。

如何诊断传染性软疣？

主要依据临床表现诊断，临床表现如下。

（1）潜伏期为1周~6个月，平均为2~3个月。

（2）特征性皮损表现为受感染局部表皮细胞增生形成的丘疹为表面光滑的、坚实的、半球形丘疹，平均直径为3~5mm，一般呈白色、半透明或淡黄色。单发或多发，表面有蜡样光泽，中间脐凹状，内含有干酪样栓塞物。初期质地坚硬，成熟变软，可挤压出干酪样物，少部分患者诉瘙痒或触痛。

（3）皮损可发生于除掌跖外的任何接触部位，也可出现于唇舌及颊黏膜、结膜等处，黏膜损害可伴有反应性结膜炎或角膜炎。

（4）本病具有自限性，未予治疗时病程为2周~4年，平均为2年。通过搔抓可自身接种。

组织病理学特征性的改变是表皮细胞内出现多个细胞质内包涵体，称为软疣小体。若中心的角质层破裂，排出软疣小体，形成有中心的火山口样。

根据有蜡样光泽的圆形或半球形丘疹，中央脐凹状，可挤出干酪样物质与组织病理的特征性改变，易于诊断。电镜和分子生物学研究可用以鉴别诊断。本病好发于儿童、游泳爱好者或皮肤免疫力低下者。

传染性软疣易与哪些皮肤病相混淆？

传染性软疣易被误诊为生殖器疣或角化棘皮瘤，其他鉴别诊断包括汗管瘤、扁平疣、扁平苔藓，较大的皮损应与基底细胞癌相鉴别。

生殖器疣典型的症状是皮损初起为淡红色丘疹，渐次增大增多，融合成乳头状、菜花状或鸡冠状增生物，根部可有蒂，因分泌物浸润表面成白色、污灰色或红色，可有痒感、灼痛和恶臭。肛门、直肠、阴道、子宫颈部的生殖器疣可有疼痛或性交痛和白带增多。少数病例疣体过度增生，成为巨大尖锐湿疣。其好发部位男性为阴茎、龟头、冠状沟、系带，同性患者好发于肛门、直肠；女性好发于阴唇、阴蒂、宫颈及阴道口和肛门。组织病理学检查可见棘层上方及颗粒细胞层出现空泡化细胞，也称凹空细胞。

角化棘皮瘤好发于老人，皮损开始为一个正常肤色或淡红色的小丘疹，约2个月内发展成直径1~2cm的半球形结节，呈红褐色，表面角化，质地坚硬，边缘清楚，基底无浸润，可见毛细血管扩张。皮疹顶端中央部凹陷，呈火山口状，其中充满角质物。6个月左右可以自行消退。消退后留下轻度萎缩性瘢痕。好发于面部（口、鼻、眼周围），也见于手背、颈，极偶然发生在其他部位，但掌跖及黏膜不发疹。

如何诊断性病神经症？

性病神经症的诊断主要依据其临床表现：首先是没有任何可查明的器质性疾病，病程大多迁延持续，患者多有特定的素质和人格缺陷的基础。起病常与心理社会因素有关。主要临床表现如下。

（1）患者对身体健康或疾病过分担心，其躯体不适的严重程度和实际健康情况很不相符。

（2）患者对通常出现的生理现象和异常感觉做出疑病性解释。①关注生殖器：患者思想常集中在生殖器部位，疑病出现，如对尿道、肛门或阴道分泌物以及生殖器的外观与感觉表现出不合情理的关切，并由此产生强迫观念或对生殖器进行强迫性检查，而这种做法本身即可造成刺激。患者还可能以手操作阴茎以产生分泌物，来博得医者的认可，这种表现不胜枚举。②关注正常皮肤：患者还可能反常地关注到自己的皮肤色素沉着不规律以及皮肤表面、皮赘、皮脂囊肿、毛囊等。在感染或病变皆未证实的情况下，强烈要求治疗。③疑有HIV感染时，患者主要关注HIV感染的一些非特异性的症状，如把皮肤的轻微改变认作卡波西肉瘤或把呼吸功能的轻微改变认作是肺机会性感染而来就诊。

（3）患者有牢固的性病疑病症观念，缺乏充足的依据，但不是妄想。

（4）患者反复就医或反复要求医学检查，但对阴性的检查结果和医师的合理解释不能接受，医生通常不能因此而打消其对患病的疑虑。

在前述临床表现的前三条中至少具备一条，且具备临床表现中第四条；需排除强迫症、抑郁症、偏执型精神病等诊断。性病神经症不仅限于疑病性神经症，还包括恐怖性神经症。

恐怖性神经症是以恐怖症状为主要临床表现的神经症，性病恐怖症是其中的一个类型。包含了梅毒恐怖、艾滋病恐怖，患者明明知道恐怖是不应该的、不合理的或是太过分的，但无法自控。因此，为了避免恐怖发作，不合情理地进行防范，患者尽力回避所恐惧的客体或处境，如畏惧或回避一切可能有性病、艾滋病患病风险的地方、机构、人群。以恐怖性病为主要临床表现并符合以下各点：①对某些客体或处境，如性病和艾滋病有强烈的恐惧感，程度与实际危险不相称。②发作时伴有自主神经症状。③有回避行为。④知道恐怖过分、不合理、不必要，但无法控制。

性病患者隐瞒不洁性行为会带来什么后果？

有些性传播疾病的症状不典型，或起病隐匿、病情迁延，加之近年来新出现了一些性传播疾病等，很容易造成误诊。譬如目前非淋菌性尿道炎的误诊率高达50%，无论梅毒还是淋病，它们的临床表现和体征往往与其他的一些皮肤病或妇科病等相似或相同。因此，当患者去医院就医时，有责任主动告诉医生自己的不洁性接触情况，以便医生能够及时做出准确的诊断，避免误诊、漏诊。

如果你不告诉医生自己曾有过不洁性生活经历的情况，作为医生是不愿意轻易诊断性传播疾病的，特别是当被询问还矢口否认没有不洁性关系时，医生就很可能做出错误的诊断，从而影响早期诊断和治疗，甚至形成疾病迁延不愈和影响身体重要器官，造成终身遗憾。

治疗篇

治疗性病的药物有哪些?

治疗性病的药物主要有以下几种。

(1)青霉素类:主要用于治疗梅毒。由于青霉素在临床中应用时间较长,很多种细菌对此类药有耐药性,故临床上青霉素治疗淋病的效果不如第二、第三代头孢菌素,已基本不用于治疗淋病。但在治疗梅毒中,普鲁卡因青霉素及苄星青霉素疗效仍较好。

(2)头孢菌素类:主要用于治疗淋病、梅毒等,以第三代头孢菌素如头孢曲松等药物为代表。在临床治疗中效果非常显著。

(3)四环素类:近年在临床治疗中多应用四环素族的新产品,如米诺环素、多西环素等,主要用于治疗非淋菌性尿道炎或梅毒等。

(4)红霉素类:主要用于治疗非淋菌性尿道炎和青霉素过敏的梅毒孕妇。临床上以阿奇霉素为代表。

(5)喹诺酮类:主要用于治疗淋病和非淋菌性尿道炎等,但耐药问题限制了其使用。

(6)抗病毒药物:主要有干扰素及核苷类抗病毒药如阿昔洛韦、伐昔洛韦、泛昔洛韦等,常用于治疗病毒性肝炎、传染性软疣、尖锐湿疣、生殖器疱疹等性传播疾病。

(7)抗真菌药物:如伊曲康唑(斯皮仁诺),用于治疗念珠菌病和股癣等病。

(8)抗滴虫药物:如灭滴灵,用于治疗滴虫性阴道炎等。

治疗梅毒的药物有哪些?

临床上用于治疗梅毒的药物主要有:普鲁卡因青霉素、苄星青霉素、头孢菌素类(头孢曲松、头孢三嗪)、四环素类(多西环素、米诺环素)、大环内酯类(红霉素、阿奇霉素)。青霉素为治疗梅毒的首选药物。青霉素过敏时常进行青霉素脱敏治疗(口服脱敏),但国内很少用,有一些推荐的替代疗法。梅毒替代疗法主要应用三大类抗生素，即四环素类、大环内酯类、头孢菌素类。四环素类多西环素最常被推荐替代治疗非妊娠早期梅毒。红霉素被推荐替代治疗妊娠早期梅毒，但疗效欠佳。阿奇霉素单剂疗法对潜伏期梅毒、高危人群群体预防治疗有效，但对合并HIV感染的梅毒疗效不佳；多剂疗法对早期梅毒疗效显著，对妊娠梅毒和晚期梅毒疗效无明确评价，但有证据表明阿奇霉素对孕妇是安全的，是一个可取的有前途的替代疗法。头孢曲松对脑脊液的穿透性较强，治疗神经梅毒近期疗效满意，但远期疗效有待进一步评估。非青霉素类药物治疗梅毒仍然存在争议，特别是替代药物在脑脊液中是否能达到最佳有效药物浓度及远期疗效评价方面，还有待于进一步研究。

早期梅毒的治疗方案有哪些？

青霉素至今仍是治疗梅毒最好的药物，由于水剂青霉素吸收迅速，排泄也快，一般的注射次数无法维持有效的血药浓度，所以，治疗梅毒需使用长效青霉素，如普鲁卡因青霉素、苄星青霉素。梅毒的治疗原则为早期，及时，规则，足量。早期梅毒为包括一期、二期和病期在2年以内的潜伏梅毒，其治疗方案如下。

（1）青霉素：①普鲁卡因青霉素G，80万单位/天，肌内注射，连续10天，总量为800万单位。②苄星青霉素G（长效西林），240万单位/次，分两侧臀部肌内注射，每周1次，共2次。

（2）青霉素过敏者，选用以下代用药品：①盐酸四环素500mg，4次/天，口服，连服15天，总量为30g（肝肾功能不全者禁用）。②红霉素500mg，4次/天，口服，连服15天。③多西环素100mg，2次/天，口服，连服15天。

（3）对性伴侣以及与患有任何阶段梅毒的患者有过性接触者，均应按以下推荐意见，做临床及血清学评价。①与一期、二期或早期潜伏梅毒患者在确诊前3个月内有性接触者，即使血清学阴性，也应予试验性治疗。②与一期、二期或早期潜伏梅毒患者在确诊前3个月内有性接触者，如不能立即得到血清学结果，或不能进行随访者，应予试验性治疗。③对于病期不明而非螺旋体试验滴度高的患者（≥1∶32），均视为早期梅毒，性伴侣予相应治疗。

晚期梅毒的治疗方案有哪些？

病期超过2年的梅毒患者（三期皮肤、黏膜、骨骼梅毒，病期超过2年的潜伏梅毒及二期复发梅毒患者）的治疗方案如下。

（1）青霉素：①普鲁卡因青霉素G，80万单位/天，肌内注射，连续15天为1个疗程，也可考虑给第2个疗程，疗程间停药2周。②苄星青霉素G，240万单位/次，1次/周，肌内注射，共3次。

（2）青霉素过敏者，选用以下代用药品：①盐酸四环素500mg，4次/天，口服，连服30天为1个疗程。②红霉素500mg，4次/天，口服，连服30天为1个疗程。③多西环素100mg，2次/天，口服，连服30天为1个疗程。

心血管梅毒患者如有心力衰竭，应首先治疗心力衰竭，待心功能好转时，可注射青霉素，但治疗时应从小剂量开始，以避免发生吉-海反应。其治疗方案如下。

（1）青霉素：只选用普鲁卡因青霉素G，80万单位/天，肌内注射，连续15天为1个疗程，共2个疗程（或更多），疗程间停药2周。不允许用苄星青霉素。

（2）青霉素过敏者，选用以下代用药品：①四环素500mg，4次/天，口服，连服30天为1个疗程。②红霉素500mg，4次/天，口服，连服30天为1个疗程。

在治疗神经梅毒时主要使用水剂青霉素，其原因为长效青霉素较难通过血脑屏障，其治疗方案如下。

（1）青霉素：①水剂青霉素G，1800万~2400万单位/天，静脉点滴，每次300万~400万单位，每4小时1次，连续10~14天为1个疗程，间隔2周，重复1个疗程。接着再用苄星青霉素G，240万单位/次，肌内注射，1次/周，共3周。②普鲁卡因青霉素G，240万单位/天，一次肌内注射，同时口服丙磺舒，每次0.5g，4次/天，共10~14天；必要时再用苄星青霉素G，240万单位/次，肌内注射，1次/周，共3周。

（2）青霉素过敏者，可做青霉素脱敏，或可应用盐酸四环素500mg，4次/天，口服，连服30天。也可用多西环素100mg，2次/天，口服，连服30天。

如何避免发生吉-海反应？

梅毒患者在初次注射青霉素或其他高效抗梅毒药后3~12小时内，部分患者可出现程度不同的发热、乏力、寒战、头痛、肌肉骨骼疼痛、恶心、心悸，并伴有梅毒症状和体征的加剧，这种现象称为吉-海反应。该反应约在8小时达高峰，严重者甚至出现低血压、休克等，部分患者24小时内发热等症状可不治而退。该反应常见于一、二期梅毒，晚期梅毒吉-海反应少见，但若发生则后果严重，如心脏梅毒患者可出现冠状动脉阻塞或主动脉瘤破裂，神经系统梅毒患者可出现癫痫发作及假性脑膜炎，有视神经炎者视力可急剧减弱，而妊娠梅毒患者的吉-海反应可出现死胎和流产。

吉-海反应发生的原因是由于大量的梅毒螺旋体被驱梅药物杀死，释放出大量的异性蛋白和内毒素，导致机体产生强烈的变态反应。为预防吉-海反应的发生，可事先向患者解释清楚，让其有所准备，需要时应在使用驱梅药物前给患者口服泼尼松，每日30~40mg，分次口服，连服3天，可减轻或消除这种不良反应。对已发生吉-海反应者，应给予糖皮质激素静脉点滴，并加强抗休克和对症治疗。

当然，驱梅前应积极进行全身检查，尤其心血管、神经系统的检查是极其重要的，以明确梅毒患者的病期及主要的受累器官，确定正确的驱梅方案。

若对青霉素过敏怎么治疗梅毒?

对于青霉素过敏的患者,最理想的方法是使用脱敏疗法:从小剂量的青霉素开始脱敏,然后逐渐增大剂量。

目前认为口服脱敏比静注脱敏更安全、简便,需注意:脱敏疗法应在医院进行,每次剂量间隔15分钟,总时间为3小时45分钟,累积剂量为1300万单位,每次特定剂量的青霉素用约30ml水稀释后口服,脱敏后必须维持青霉素的治疗。但由于目前实际情况,脱敏疗法在临床上难以实施,而常应用替代疗法。梅毒替代疗法主要应用三大类抗生素,即头孢菌素类、四环素类、大环内酯类。

梅毒治疗的疗程需多久?

梅毒的治疗必须早期、足量、正规、按计划完成疗程,并进行治疗后随访,以尽早发现复发。治疗前必须进行系统检查。梅毒治疗的疗程在各国略有差异,但总体原则一致。早期梅毒:包括一期、二期和病期不足2年的潜伏梅毒患者,苄星青霉素240万单位,分两侧臀部肌内注射,每周1次,共2~3次(新版美国疾病控制与预防中心(CDC)指南提示可单次肌内注射),也可用普鲁卡因青霉素80万单位,每天1次,连续14天。青霉素过敏者,使用替代药物,如多西环素或四环素口服,需连用14天,或头孢曲松1g,肌内注射,1次/天,连用10天。晚期梅毒:包括有三期皮肤、黏膜、骨损害等患者,治疗用苄星青霉素240万单位,肌内注射,1次/周,共3次。青霉素过敏者,使用替代药物,如多西环素或四环素口服,需连用28天。神经梅毒:青霉素1800万~2400万单位/天,300万~400万单位/4小时静脉滴注,或持续静脉滴注,连续10~14天。继以苄星青霉素240万单位,肌内注射,1次/周,共3次。青霉素过敏者,替代药物用头孢曲松2g,肌内注射或静脉滴注,1次/天,连续10~14天。在治疗后第3、6和第12个月进行非螺旋体血清定量试验评价疗效,对于治疗失败或再次感染者需重新治疗,并评估有无神经梅毒。

梅毒经治疗后何时复查？

早期梅毒，在治疗后第3个月开始每3个月进行非螺旋体血清定量试验评价疗效，如不能确定疗效，应增加随访次数。在治疗后6个月内血清滴度抗体效价下降小于1/4，应视为治疗失败或再感染，同时考虑是否需要做脑脊液检查，排除神经梅毒。对于神经梅毒治疗后每6个月进行1次脑脊液检查。对于潜伏梅毒，在治疗后第6、12和24个月进行非螺旋体血清定量试验评价疗效。少数晚期梅毒患者血清滴度持续较低（随访3年以上）可判为血清固定。对于妊娠梅毒在妊娠第28~32周和分娩期复查非螺旋体血清定量试验评价疗效，梅毒高发区或高危人群孕妇需要每月检查非螺旋体血清定量试验。对于梅毒合并HIV感染者，在治疗后第6、12、18和24个月进行非螺旋体血清定量试验评价疗效。

如何判断梅毒已经治愈？

判断梅毒是否治愈有两个标准，即临床治愈和血清治愈。临床治愈即梅毒临床病征消失：一期梅毒（硬下疳）、二期梅毒及三期梅毒（包括皮肤、黏膜、骨骼、眼、鼻等）症状消失，但晚期梅毒治疗后遗留下的瘢痕、组织功能缺陷或障碍不影响临床治愈标准的评判。血清治愈即血清学反应转阴：驱梅治疗后2年以内梅毒血清学反应（非梅毒螺旋体抗原试验，如VDRL、RPR、USR试验）由阳性转变为阴性，并且脑脊液检查阴性。建议梅毒患者在经过正规治疗以后，第1年应当每3个月复查1次RPR的滴度，第2年可以每半年复查1次RPR，以观察比较当次与前几次的RPR滴度变化的情况。梅毒患者治疗后的随访观察一般为2~3年，如果每次检测的RPR的滴度呈现不断下降的趋势，说明驱梅治疗是有效的，连续3~4次检测RPR的结果均阴性，则可以判断该患者的梅毒已经治愈。

什么情况需要复治梅毒？

正规治疗结束后，许多梅毒患者的血清学滴度仍是阳性，因此心理负担较大，甚至要求医生一再反复治疗。其实梅毒的血清学检查分为非螺旋体试验和螺旋体试验两类，前者对诊断没有特异性，因为有些其他的疾病也会导致其增高，但是可以用作常规可疑病例的筛选（即初步诊断）和抗体定量试验（疗效的观察），而后者有特异性，可以用于梅毒的确定诊断，但不能用于观察治疗效果、复发和再发等。所以，梅毒正规治疗后要求第1年每3个月做1次非螺旋体血清学试验，第2年每6个月检查1次，第3年末再查1次。一般来说，如果检查结果不断下降直至转阴，就不需要复治。另外，性伴侣也要进行正规的检查。

对脑脊液梅毒检查正常但符合以下情况者需要重复治疗：①非梅毒螺旋体血清学试验抗体效价上升4倍或以上。②最初抗体效价较高（≥1：32），治疗后3~6个月未下降1/4。③有提示梅毒进展的症状或体征。④尽管脑脊液梅毒检查阴性，但多次治疗抗体效价仍未下降。

为什么会发生梅毒血清固定？

有些梅毒患者经正规治疗，随访2~3年（一期、二期2年，晚期3年）后，RPR试验结果长时间内维持在低滴度上，甚至终身不转阴，称梅毒血清固定。梅毒发生血清固定的原因，目前尚未完全清楚，早期梅毒出现血清固定可能与下列因素有关：机体免疫功能失衡，处于免疫抑制状态，体内有潜在的活动性病变，病情复发和再次感染，神经系统受累发生神经梅毒。晚期梅毒则与治疗较晚有关。有学者认为梅毒螺旋体从初疮向全身扩散时，已经穿透血脑屏障或由 Virchow–Robin 隙进入中枢神经系统，治疗时由于部分梅毒患者存在神经梅毒或无症状神经梅毒，常规方案治疗时的脑脊液药物浓度未达到杀灭梅毒螺旋体水平而使部分患者治疗失败，形成血清固定。

妊娠期感染梅毒怎么治疗？

妊娠期感染梅毒常选用普鲁卡因青霉素，80万单位/天，肌内注射，早期梅毒连续治疗14天，在妊娠初3个月与妊娠末3个月各治疗1个疗程。国外用苄星青霉素治疗妊娠期梅毒的研究显示，苄星青霉素240万单位，肌内注射，每周1次，连用3次与应用1次相比，前者更能减少流产的风险。替代疗法：妊娠梅毒禁用四环素和多西环素，对青霉素过敏者，只可选用红霉素治疗，每次500mg，每天4天，口服，早期梅毒连服14天，二期复发梅毒和晚期梅毒连服30天。妊娠初3个月和妊娠末3个月各治疗1个疗程。其所生婴儿应用青霉素补治。

先天梅毒怎么治疗？

无论母亲的梅毒史和治疗史如何，如果婴儿出现以下情况，就应诊断或高度怀疑先天梅毒：①体检有先天梅毒的临床症状和体征。②婴儿血非梅毒螺旋体抗体滴度较母血升高4倍以上。③暗视野或体液荧光抗体试验阳性。另外还需要检查以下项目：CSF检查（包括VDRL、细胞计数和蛋白测定）；血常规检查；根据临床需要做其他检查，如长骨X线检查、X线胸片、肝功能检查、颅脑超声、眼底检查、脑干视觉反应。根据结果进行评价，高度怀疑先天梅毒的患儿按先天梅毒进行治疗，治疗方案如下。

（1）早期先天梅毒使用水剂青霉素或普鲁卡因青霉素治疗。如果治疗中断1天，整个治疗过程要重新开始。应用非青霉素的其他药物（如头孢三嗪）治疗，则需要进行密切的血清学随访，以评价疗效。

（2）晚期先天梅毒治疗方法可按成人的相应病期进行，其用量不超过成人的剂量。

所有血清非梅毒螺旋体抗体阳性的婴儿及分娩时阳性血清母亲所生的婴儿，均需密切随访临床和血清，出生后每2~3个月复查1次，直到结果转阴或滴度下降1/4。未获感染或感染但已经正规治疗的患婴，其非梅毒螺旋体抗体滴度应从3月龄开始逐渐下降，至6个月时消失。若发现其滴度保持稳定或在6~12个月后又增高，则应对患婴重新进行检测评估（包括脑脊液检查），并彻底治疗。如在新生儿期以后进行治疗，则滴度下降缓慢。

梅毒患者合并HIV感染时怎么处理?

人体感染HIV后免疫系统受损，所以早期梅毒可以不出现皮肤损害、关节炎、骨炎等，但处于活动阶段，病程进展快，可很快从一期梅毒发展到三期梅毒，甚至出现快速进展的恶性梅毒。HIV感染还可增加早期神经梅毒的发生，并影响抗梅毒治疗的效果。可见，无论是梅毒患者感染HIV，还是HIV感染者患梅毒，都会加重病情，增加治疗难度，因此，梅毒患者或HIV感染者都应采取有效的保护措施，避免合并感染。

对于梅毒合并HIV感染的患者，应使用苄星青霉素治疗。合并一期和二期梅毒的患者，在治疗后3、6、9、12及24个月必须进行临床和血清学随访，对于6~12个月内非梅毒螺旋体实验滴度未达1/4下降的患者，强烈推荐做脑脊液检查和复治。合并潜伏梅毒的患者，在治疗后6、12、18及24个月进行临床和血清学随访，对在任何时间出现临床症状，或非梅毒螺旋体抗体滴度4倍上升者，应复查脑脊液，根据结果进行治疗。

梅毒能痊愈吗?

大多数梅毒患者经过及时、充分的治疗是能够痊愈的。

判断梅毒是否治愈，其标准有二：临床治愈及血清治愈。

（1）临床治愈：一期梅毒（硬下疳）、二期梅毒及三期梅毒（包括皮肤、黏膜、骨骼、眼、鼻等）损害愈合或消退，症状消失。但以下情况不影响临床治愈的判断。①继发或遗留功能障碍，如视力减退等。②遗留瘢痕或组织缺陷，如鞍鼻、牙齿发育不良等。③梅毒损害愈合或消退，梅毒血清学反应（如RPR试验）仍阳性，但滴度较治疗前下降。

（2）血清治愈：驱梅治疗后2年内梅毒血清学反应（如RPR试验）由阳性转变为阴性，脑脊液检查阴性。

如一期梅毒（硬下疳初期）在血清反应为阴性时已接受充足抗梅治疗，可以不出现阳性反应，这种情况不存在血清治愈的问题。

梅毒治疗过程中要注意哪些问题？

首先，不论哪一种梅毒，都应早期明确诊断，早期进行驱梅治疗，以达到彻底治愈的目的。在治疗早期梅毒时，注意避免吉-海反应。在治疗晚期心血管梅毒时，用药剂量应先从小剂量开始，逐渐增加，先做准备治疗，以免因严重的吉-海反应危及生命。无论治疗哪期梅毒，药物剂量一定要充足。在治疗前，应注意询问患者有无药物过敏史，治疗中注意观察患者有无药物过敏反应。

梅毒治疗结束后，患者一定要定期复查，以检验治疗效果。

应通知梅毒患者所有的性伴侣进行相应的检查和治疗。

与早期梅毒患者在3个月内有性接触者即使血清学反应阴性，也必须按早期梅毒进行治疗。与早期梅毒患者在前3个月至1年内有性接触者，如果无法立即做血清学检查或不能保证随访，应接受治疗。另外，对初诊者必须进行体格检查、血清学试验和HIV试验，并在随访中给予适当治疗。已经得到充分治疗的梅毒患者的性接触者亦可以做血清学试验和随访，不需要另外的青霉素治疗。胎传梅毒，对其生母及后者的性伴侣都应进行检查。

梅毒不治会导致死亡吗？

未经正规治疗的梅毒会发生严重的并发症而有生命危险，如心血管梅毒、神经梅毒。此外，梅毒已到第三期的女性如果怀孕，仍有可能传染给胎儿，结果将会导致流产、死产或死胎。

治疗淋病用什么药?

淋病治疗用药要及时、足量,合理应用抗生素,常用药物有以下几种。

(1)青霉素:1999年全国监测显示,80.5%的淋球菌对青霉素耐药,故目前已不推荐使用青霉素。

(2)米诺环素(美满霉素):对无并发症的淋病患者治愈率高,无严重不良反应。

(3)壮观霉素(淋必治):在美国CDC治疗指南中仍被推荐为治疗宫颈尿道和直肠的无并发症淋球菌感染、播散性淋球菌感染及儿童淋球菌感染的替代方案。

(4)头孢三嗪(菌必治):疗效高,单次给药即可达到治疗目的,对淋菌性咽炎的效果也佳。

(5)头孢氨噻肟钠:若同时服用丙磺舒1g,效果更好。

(6)喹诺酮类药物:如氟哌酸(淋得治)、氟嗪酸(泰利必妥)、环丙氟哌酸(悉复欣),目前研究显示有越来越多的淋球菌对喹诺酮类药物耐药。

在此需指出,淋病的治疗要彻底,即症状要全部消失,尿液澄清,前列腺液或宫颈分泌物涂片淋菌阴性,夫妻双方或性伴侣同时接受治疗,并应洁身自爱,以防再次感染。

青霉素治疗淋病已没有效果,真的吗?

这些观点一部分是对的。根据我国淋球菌耐药监测的资料,我国淋球菌分离株之中对青霉素的耐药性比较普遍。因此,青霉素类目前已不作为治疗淋病的推荐药物,但还有其他药物如头孢曲松、大观霉素等可以治疗淋病。

治疗妊娠期淋病用什么药？

近年来，由于耐青霉素及其他抗生素的淋球菌菌株日益增多，给淋病的治疗带来一定困难。对于妊娠合并淋病患者应加强产前检查及孕期监护，及时规范抗淋球菌治疗，一般可期待至足月分娩，并尽量减少对妊娠预后的影响。

分娩期的处理首先是分娩方式的选择：在妊娠晚期与分娩前后应进行尿道或宫颈分泌物涂片或培养检查，及早发现感染情况，如产前未治愈或再感染则以剖宫产为宜。其次，分娩期注意正确处理产程，严格消毒，注意纠正胎儿宫内缺氧和处理新生儿窒息，产后给予抗生素预防淋球菌或其他细菌引起的产褥感染。再次，对淋病孕妇分娩的新生儿应隔离观察，出生后预防性给1%硝酸银点眼。

另外，妊娠期淋病的防治中还应该注意以下几点。①夫妻同治并检查有无其他性传播疾病并予治疗。②心理治疗：孕妇应多为胎儿及新生儿着想，埋怨和指责是无济于事的，更不能轻视患儿。③哺乳：一般能进行母婴喂养。④产后复查：产后42天做尿道及宫颈分泌物涂片或培养检查，防止复发。⑤早孕期患淋病想做人工终止妊娠手术者应严格掌握流产时机，必须在正规、彻底治疗后再行人工终止妊娠。

淋病会对药物耐药吗？

我国淋球菌耐药监测资料表明，淋球菌已对青霉素、四环素、喹诺酮类等多种药物出现耐药，且耐药菌株率逐年升高，导致治疗失败。以前淋球菌对青霉素类抗生素十分敏感，是治疗淋病的主要药物，但随着抗生素的广泛应用，产青霉素酶的耐药淋球菌（PPNG）已成为淋病主要致病菌。淋球菌对青霉素耐药，主要是由染色体介导的耐药基因广泛传播所致。由于某些地区对四环素耐药率很高，且不良反应较多，故目前已不推荐此类药物用于治疗淋病。喹诺酮类药物，根据1998年WHO淋球菌耐药性监测报告，我国耐药率已达54.2%，而1995年的耐药率仅为15.5%。淋球菌对喹诺酮类药物耐药同其自身原发性突变密切相关，这种突变可在淋球菌之间传播，此外，其他细菌也可把喹诺酮耐药基因转移给淋球菌。目前淋病治疗时的药物耐药问题已得到临床工作者的广泛重视。

目前我国的淋病耐药情况如何？

淋球菌容易出现耐药性，易出现合并症及后遗症，在治疗上应引起足够重视。随着抗生素的广泛应用，尤其是不合理用药，逐渐产生耐药菌株。我国淋球菌耐药监测资料表明，淋球菌对青霉素和四环素耐药较为普遍，许多城市和地区检出产青霉素酶淋球菌。因此，青霉素和四环素已不宜用于治疗淋病。

在我国原卫生部颁布的性病治疗推荐方案中，建议使用大观霉素、头孢曲松、环丙沙星、氧氟沙星或头孢噻肟治疗无合并症的淋病，但18岁以下青少年、孕妇及肝肾功能不良者禁用环丙沙星药物。值得一提的是，耐氟喹诺酮类抗生素（如环丙沙星）淋球菌已在我国出现，且耐药菌株率逐年升高，常导致治疗失败。

如何判断淋病已经治愈？

一般在经正规治疗结束后1~2周复查判断淋病是否已治愈。在无再次不洁性接触情况下，符合如下标准，可判断淋病治愈：①临床症状和体征全部消失。②尿液清晰。③前列腺按摩液或宫颈分泌物做涂片和培养检查淋球菌连续2次阴性。淋病患者急性期经及时正确治疗可完全治愈。无合并症单纯性淋病患者经大剂量药物一次治疗后，治愈率可达95%，但治疗不当或延误治疗，可产生合并症或播散性淋病，如宫外孕、不育、盆腔炎、尿道狭窄、失明，甚至危及生命。

有合并症的淋病如何治疗？

在单纯淋病的基础上，同时发生其他组织器官的淋球菌感染，称为有合并症淋病。男性主要表现为前列腺炎、精囊炎、附睾炎。女性淋病的主要合并症有淋菌性盆腔炎，如急性输卵管炎、子宫内膜炎、继发性输卵管卵巢脓肿及其破裂所致的盆腔脓肿、腹膜炎等。多在月经后突然发病，有高热、寒战、头痛、恶心、呕吐、下腹痛，脓性白带增多，双侧附件增厚、压痛。有合并症淋病的治疗方案与无合并症淋病的方案不同，所需疗程长，具体如下：①头孢三嗪250mg，每天1次肌内注射，连续10天。②大观霉素2g，每天1次肌内注射，连续10天。

治疗非淋菌性尿道炎用什么药？

治疗非淋菌性尿道炎的药物主要有三类，包括四环素类、大环内酯类以及喹诺酮类。四环素类属于广谱抗生素，具有较强的抑菌作用，如多西环素（强力霉素）、四环素、米诺环素（美满霉素）等。大环内酯类对支原体及衣原体皆有抑制作用，如红霉素、琥乙红霉素（利君沙）、罗红霉素、交沙霉素、阿奇霉素等。喹诺酮类抗生素也用于非淋菌性尿道炎的治疗，如氟嗪酸（氧氟沙星）、环丙氟哌酸、环丙沙星、司巴沙星等。头孢菌素、氨基糖苷类对衣原体感染无效。治疗需及时、足量、规则用药，根据不同病情选用相应的抗生素治疗。孕妇及儿童不宜用四环素、强力霉素、喹诺酮类药物，可选用红霉素。目前已有报道对四环素、强力霉素、红霉素耐药的菌株，有学者提出衣原体对红霉素、四环素存在相对耐药。阿奇霉素、美满霉素是近年来常用的治疗非淋菌性尿道炎药物，它们的有效率在90%以上。

如何判断非淋菌性尿道炎已经治愈？

由于非淋菌性尿道炎的临床症状较轻，治疗后可无明显症状，体征更不明显，但不一定已经治愈。判断非淋菌性尿道炎是否已经治愈要同时结合临床症状与实验室检查。治疗结束1周应随访复查，在无再次不洁性接触情况下，符合如下标准，可判断非淋菌性尿道炎治愈。

（1）临床症状消失1周以上，尿道无分泌物，或分泌物中白细胞≤4个/100倍显微镜。

（2）尿液澄清，沉渣镜检阴性。

（3）荧光免疫法检查尿道（宫颈）标本衣原体、支原体阴性。需指出的是，因为支原体可作为条件致病菌长期存在，故非淋菌性尿道炎治疗后支原体检查阳性但白细胞计数在正常范围内可不再进行治疗。非淋菌性尿道炎久治不愈可能与耐药菌株感染有关，治疗2周后仍无效者应改换其他药物治疗，或使用两种药物联合治疗，但不推荐延长原有药物治疗疗程，必要时检查是否为阴道滴虫、念珠菌或疱疹病毒感染。有些患者治疗后仍有不适的自觉症状，如无尿道炎表现，仅见尿道口轻度发红或尿道内刺痒，可能为药物从尿道排出刺激尿道所致，停药3个月后症状一般可消失。

妊娠期感染沙眼衣原体该怎么办？

由于女性泌尿生殖道感染沙眼衣原体后，临床症状常常不典型，若未能及时诊断，可引起一系列并发症。妊娠期感染沙眼衣原体不但对母体产生不良影响，能引起化脓性宫颈炎、阴道炎、尿道炎、急慢性输卵管炎、子宫内膜炎等，也会导致新生儿沙眼衣原体感染，导致胎膜早破、低出生体重儿、早产等。因此，一般建议在妊娠早期或晚期对具有衣原体高危因素的孕妇进行宫颈分泌物衣原体检测，一旦确定孕妇沙眼衣原体感染，应立即进行治疗。沙眼衣原体感染的高危人群有：年龄小于20岁者；孕前性生活频繁者；患有淋病等其他性传播疾病者；有多个性伴侣或性伴侣患有沙眼衣原体感染者；性交后阴道流血者等。如果是妊娠或哺乳期，不宜使用四环素，主要选择大环内酯类抗生素，如红霉素，目前一般首选阿奇霉素，该药治疗沙眼衣原体感染不良反应小，疗效好，尚未见到关于该药对胎儿不良影响的报道。

尖锐湿疣的治疗方法有哪些？

治疗尖锐湿疣的目标是去除疣体和（或）使症状长期缓解。目前可以采用的治疗方法的主要缺点是未必能彻底清除疣体、维持清除及消灭病毒，复发率常达20%~30%，新发皮损可在原发皮损处或新的远隔部位出现。所有治疗方法大都伴有局部皮肤不良反应，如瘙痒、灼热、糜烂、疼痛。一些治疗方案尚需重复多次。

患者可以在家自行应用的药物有鬼臼毒素（0.15%的乳膏或0.5%的溶液）与咪喹莫特（0.5%的乳膏）。鬼臼毒素在妊娠期禁用，育龄妇女在治疗期间应避孕或禁止插入性的性活动。咪喹莫特治疗中最常见的不良反应是红斑。目前尚未开展咪喹莫特治疗妊娠妇女的研究，但在动物研究中未发现咪喹莫特有致畸性。

需在医院进行的治疗方案如电外科、激光、刮除术、剪切术、冷冻治疗、三氯乙酸治疗。当皮损数目较少、位置表浅时剪切术较为有用，在术后可辅助应用电热疗法止血和去除突出的疣体或组织。通常对于疣体数目相对较少的患者，绝大多数的治疗方法最终都能清除疣体。对于局限性发病（1~5个疣体）的患者，可能仅一次治疗就够了。有些患者可出现自发性的疣体消退，此时对于任何部位的疣体可不予治疗。由于疗效差和毒性等缺点，不推荐常规使用干扰素、5-氟尿嘧啶、鬼臼树脂，有时可将5-氟尿嘧啶用于尿道内疣体的治疗，用 α 干扰素和 β 干扰素辅助外科疗法治疗难治性病例。

外用咪喹莫特治疗尖锐湿疣出现红斑需要停药吗？

咪喹莫特治疗尖锐湿疣有较好疗效，复发率相对较低，安全性高，无全身不良反应，局部反应轻，可以耐受，患者依从性高。每周使用3次（星期一、三、五或二、四、六），临睡前用药。睡前取适量药膏，均匀涂抹一薄层于疣体部位，轻轻按摩直到药物完全吸收，用药部位不要封包。多数患者治疗过程中无任何不良反应。部分患者用药后局部有轻度红斑等轻微反应，可不必停药而持续使用。临床上可能出现的局部不良反应多为轻、中度局部皮肤炎症反应，如红斑、灼热、瘙痒、水肿、脱屑，溃疡、糜烂及疼痛很少发生，在停药后可迅速消除，若反应严重应及时停药并就医。研究显示，咪喹莫特治疗中最常见的不良反应是红斑，67%的患者可出现红斑，大部分患者的反应强度为轻、中度，只有1%的患者因用药部位的反应而中止治疗。

二氧化碳激光治疗尖锐湿疣有坏处吗？

二氧化碳激光适合于外阴、肛门周围等表浅、较小的疣体治疗，一般1次即可使疣体脱落。较大尖锐湿疣因血供丰富使二氧化碳激光治疗困难且极易出血，甚至无法治疗，治疗后容易复发。二氧化碳激光治疗尖锐湿疣也存在如下缺点。

（1）二氧化碳激光治疗时对机体可能是一种刺激，从而激发人乳头瘤病毒亚临床感染状态转为临床感染状态，一般认为尖锐湿疣的亚临床感染病灶位于疣体周围2cm范围内。

（2）二氧化碳激光烧灼疣体时，可能因高温引起含有人乳头瘤病毒颗粒的蒸气，并散落在疣体周围而接种，导致复发。

（3）二氧化碳激光治疗操作过程中烧灼的深度有时未达到尖锐湿疣病理意义上的真皮乳头层，因而治疗不彻底，易致复发。在治疗前可进行阴道镜检查或醋酸白试验确定烧灼范围，烧灼范围应略大于疣体，从而在治疗过程中去除亚临床感染皮损。在此需指出的是，在治疗期间应避免性生活，性伴侣也要同时接受检查或治疗。

注射干扰素对治疗尖锐湿疣有帮助吗？

研究显示，干扰素治疗尖锐湿疣的效果与安慰剂相比，在统计学上无显著差异，并且干扰素不能控制尖锐湿疣的复发。用干扰素治疗时的不良反应发生率高，常见有流感样症状如发热、肌肉酸痛、头痛、恶心、乏力，可伴有白细胞减少和血小板减少以及轻度肝功能异常。此外，干扰素治疗费用高，所以目前不推荐常规使用干扰素治疗尖锐湿疣。

尿道口尖锐湿疣用哪种方法治疗好？

尿道舟状窝黏膜为鳞状上皮，所以是尖锐湿疣的好发部位，偶有尿道深部尖锐湿疣的报道。尿道口尖锐湿疣的治疗较为棘手，临床上采用的方法有0.5%的足叶草毒素酊、激光疗法、冷冻疗法、电灼疗法、手术疗法等，但患者接受治疗时较痛苦，尤其男性尿道口尖锐湿疣，由于部位特殊，对痛觉比较敏感，对医生的临床技能要求较高，并且小便易引起皮损伤口部位潮湿而易使治疗后复发。此外，尿道口不适合多次激光和电灼，易出血，产生粘连瘢痕，致尿道口狭窄，引起排尿困难，且有可能感染到尿道深处。近年的研究显示，外用咪喹莫特治疗尿道口尖锐湿疣，用药方便，患者无明显的局部疼痛，无全身不良反应，依从性好，复发率低。新近的研究发现，光动力疗法治疗疣体不大的尿道口尖锐湿疣效果好，复发率低，是今后有应用前景的方法。

光动力治疗尖锐湿疣的原理是什么？

氨基酮戊酸盐酸盐（ALA）是近年来开发的第二代光敏剂，是一种体内血红蛋白合成过程的前体物。在正常情况下，ALA在细胞内的含量很少，本身没有光敏性。局部应用光敏剂后，外源性ALA进入体内，由于吸收及代谢速度的不同，被增生活跃的细胞选择性吸收，从而在疣体组织中积聚较高的浓度，在细胞内转化为原卟啉IX等卟啉类物质，而原卟啉IX是一种很强的光敏剂，经过光动力的光源照射后即发生光动力反应，产生单态氧等，同时释放出荧光，单态氧的细胞毒性作用能杀死增生活跃的细胞，导致疣体组织细胞坏死、凋亡、细胞功能受损，最终使疣体脱落，但邻近正常组织不受任何影响。

光动力治疗尖锐湿疣的优势在哪里？

光动力治疗尖锐湿疣具有以下优势：无需麻醉，治疗过程创伤少、痛苦小；选择性好，破坏疣体组织而不伤及正常组织，安全性高，疗效显著；对于有人乳头瘤病毒潜伏感染状态的异常病变组织可吸收光敏药物，可以针对性地破坏病毒感染细胞，从而去除病毒，消除潜伏病灶，并可对亚临床感染起到治疗效果，因此治愈率高，恢复较快，复发率低；手术操作简单方便，可在门诊或手术室进行。位于肛门或尿道内、宫颈等特殊部位的尖锐湿疣，使用导光光纤就能够达到治疗作用。

什么情况需要采用手术治疗尖锐湿疣？

尖锐湿疣一般不主张手术切除，但对带蒂的较大的疣体可考虑手术切除。有的患者尖锐湿疣生长过于迅速，或大如菜花的巨大型尖锐湿疣，使用外用药物或激光治疗均十分困难，可考虑手术治疗。为防止复发，术后需配合其他治疗。

妊娠期感染尖锐湿疣该怎么办？

妊娠期尖锐湿疣生长迅速，脆性增加，产后疣体多可明显消退。目前认为，经过宫内垂直传播感染胎儿的可能性极小，婴儿受感染后主要表现为喉部乳头状瘤，可能为生产时经过产道或出生后感染所致。鉴于剖宫产预防新生儿感染价值不明，常规应采用阴道分娩，仅在疣体增大到阻塞产道或可能导致大出血时才推荐剖宫产。

对于妊娠期尖锐湿疣的治疗主要可应用手术、冷冻或外用三氯醋酸，禁用足叶草脂素和足叶草脂酊。推荐用冷冻疗法。

治疗生殖器疱疹的目的是什么？

生殖器疱疹是由HSV-1与HSV-2感染引起，呈慢性复发过程，目前尚无彻底治愈方法。治疗生殖器疱疹的目的是预防复发，减轻患者临床症状，缩短病程，促进皮损尽快愈合，同时要预防并发症，减少病毒排放，减轻疾病的传染性。今后需开发能减轻病情、缩短病期，并能抑制复发、减少排毒、阻断传播的抗疱疹病毒药物，并制订个体化治疗方案。

生殖器疱疹的治疗药物有哪些？

近年来生殖器疱疹（GH）治疗药物研究发展迅速，抗疱疹病毒药物已从最先的阿昔洛韦发展到新一代的泛昔洛韦等高效制剂。

（1）阿昔洛韦：阿昔洛韦是开环嘌呤核苷类似物，最早开发用于生殖器疱疹的抗病毒治疗。由于其口服生物利用度低（15%~20%）及药物半衰期较短（1小时），需一天用药5次。阿昔洛韦能透过胎盘，但不会在胎儿体内蓄积，但可在母乳中蓄积。近年研究显示，免疫功能正常的GH患者对阿昔洛韦耐药率较低，免疫妥协患者可检出阿昔洛韦的HSV耐药株。

（2）伐昔洛韦：伐昔洛韦为HSV-DNA聚合酶底物竞争性抑制剂及DNA链末端终止剂。口服吸收好，生物利用度明显高于阿昔洛韦，且较阿昔洛韦安全，服用方便。本品能延迟GH的复发，减少无症状HSV患者的排毒，新近研究显示，其还能降低GH在异性间传播的风险。目前，有关本品对免疫缺陷和HIV感染的GH患者的疗效也在研究之中，缺点是价格较昂贵，伐昔洛韦是否能取代阿昔洛韦，经济等方面的因素很关键。

（3）泛昔洛韦：泛昔洛韦是喷昔洛韦的前体药物（6-脱氧衍生物的二乙基酰酯），属于新的第二代核苷类药物。通过抑制HSV-DNA多聚酶，干扰HSV逆转录过程，使未成熟的DNA链合成中断，其对正常细胞无影响。泛昔洛韦口服生物利用度高达77%，抗HSV活性为阿昔洛韦的10倍，起效快，服药方便，患者依从性好。新近研究显示，泛昔洛韦能显著减少无症状及合并HIV感染的GH患者的排毒。

（4）更昔洛韦：更昔洛韦是合成的核苷类抗病毒药物，与阿昔洛韦同属2-脱氧鸟嘌呤核苷衍生物，可通过抑制HSV-DNA聚合酶、DNA链及直接抑制DNA合成等多个环节，抑制HSV的复制。更昔洛韦的作用较阿昔洛韦强50倍左右，体内活化速度是阿昔洛韦5倍以上，具有比阿昔洛韦更强、更广谱的抗病毒作用，但口服吸收差，一般为静脉给药。由于其有骨髓抑制等不良反应，较少用于HSV感染，近期国内有用于复发性GH治疗的报道。

（5）膦甲酸钠：通过抑制胸嘧啶激酶和病毒DNA多聚酶活性，干扰病毒DNA表达，抑制病毒的复制。本品为广谱抗病毒药物，具有肾毒性，可致肾小管间质损伤，并可引起钙磷代谢紊乱。国外早期有用膦甲酸钠治疗免疫缺陷者耐阿昔洛韦HSV感染的报道。

（6）西多福韦：西多福韦是开环核苷酸类似物，为病毒DNA聚合酶底物去氧胞嘧啶核苷三磷酸的竞争性抑制剂，结合入病毒DNA后，可进一步降低病毒DNA合成，导致病毒DNA不稳定，并抑制病毒DNA聚合酶，从而发挥抗病毒作用。本品在细胞内的半衰期较长（24~65小时），故有更持久的抗病毒作用。西多福韦肾毒性较大，而与丙磺舒合用可降低其肾毒性，与月桂氮酮合用可增强其抗HSV能力。近年研究显示，西多福韦可用于对阿昔洛韦和膦甲酸钠耐药的HSV感染的治疗，并且合并耐阿昔洛韦HSV感染的艾滋病患者，使用西多福韦治疗有效。

复发性生殖器疱疹怎么治疗？

复发性生殖器疱疹宜在出现前驱症状或病损出现24小时内开始治疗，但最佳初始药物疗效时间的研究尚少。常规治疗可用阿昔洛韦（每天2次，每次0.8g）、伐昔洛韦（每天1次，每次1.0g）或泛昔洛韦（每天2次，每次0.125g），连服5天。复发频繁的生殖器疱疹患者（如每年≥6次），为减少复发次数，美国疾病控制与预防中心推荐采用抑制疗法，即阿昔洛韦每天2次，每次0.4g，或伐昔洛韦每天1次0.5g（复发<10次/年），或伐昔洛韦每

天1次1g（复发≥10次/年），或泛昔洛韦每天2次，每次0.25g。以上药物均需长期服用，周期至少在半年以上。一项多中心临床研究显示，与安慰剂相比，口服阿昔洛韦对缩短疼痛期无明显疗效，但伐昔洛韦可缩短疼痛期。有报道用阿昔洛韦每天3次，每次0.8g，治疗2天，也能有效促进皮损愈合和减少排毒。有学者认为阿昔洛韦每天4次、每次0.2g，与每天2次、每次0.4g相比，能更有效减少复发次数，而口服伐昔洛韦每天2次、每次0.5g，3天与5天疗程，在缩短皮损愈合时间上无差异。局部应用或口服伐昔洛韦或泛昔洛韦，均能促进皮损愈合，减少排毒，抑制复发。

长期抑制疗法治疗复发性生殖器疱疹安全有效吗？

长期抑制治疗仅适用于复发频繁的生殖器疱疹患者（如每年≥6次），可采用每日抑制疗法，该疗法可在治疗期间减少复发的次数，减少无症状排毒的频率，降低将病毒传播给未感染性伴侣的风险，也能帮助患者减轻由复发性生殖器疱疹引起的抑郁和焦虑。然而该疗法既不能消除潜伏的疱疹病毒，停药后也不能减少复发的次数。另外需要提醒的是，在治疗期间需定期复查肾功能。

长期抑制疗法治疗复发性生殖器疱疹会耐药吗？

复发性生殖器疱疹通过抑制疗法能抑制复发，并有效促进皮损愈合和减少排毒。近年研究显示，免疫功能正常的生殖器疱疹患者对阿昔洛韦耐药率较低，免疫妥协或抑制患者如HIV感染者可检出阿昔洛韦的HSV耐药株。一般认为在免疫功能正常的患者中，长期抑制疗法治疗复发性生殖器疱疹与HSV耐药的产生无关。对严重免疫功能缺陷者长期应用抑制疗法后如出现皮损不见改善，应检测单纯疱疹病毒是否对抗病毒药物产生耐药。确定存在阿昔洛韦耐药性后，应预计到还存在针对泛昔洛韦和伐昔洛韦的交叉耐药性，膦甲酸钠可能具有临床疗效。

生殖器疱疹可以治愈吗？

目前一般认为生殖器疱疹是一种复发性的终身性疾病，但并非所有患者均会复发。由于单纯疱疹病毒在感染生殖器皮肤黏膜后，可潜伏在骶神经节形成潜伏感染，潜伏的病毒受一些因素影响而复活，导致疱疹复发。HSV-2型所致生殖器疱疹较HSV-1型更容易复发。对于频繁复发的患者，可采用长期抑制治疗，如阿昔洛韦、伐昔洛韦、泛昔洛韦等药物，以较小的剂量，持续用药，疗程建议为4~12个月。患者不必终身服用抗病毒药物，因为随着时间的推移，生殖器疱疹的复发会逐渐减少，生殖器疱疹经过治疗达到临床治愈后，也可正常生育。临床研究显示，此类药物安全性较好，长期应用对身体无明显不良影响，单纯疱疹病毒发生耐药的可能性很小。

妊娠期发生生殖器疱疹该怎么办？

妊娠期生殖器疱疹的治疗目标是：减少生产过程中由于皮损引起新生儿感染的风险。特别是对于HSV血清阳性而无生殖器疱疹病史患者，由于无症状排毒也可致胎儿感染，所以也应给予抑制性治疗。对于既往没有生殖器HSV感染史，且在妊娠期出现新发生殖器溃疡的女性，我们推荐在等待病毒检测结果时进行经验性抗病毒治疗，即口服阿昔洛韦一次0.4g，一日3次，持续7~10日。对于妊娠期女性，抗病毒治疗可以缩短病变持续和病毒排出的时间，并降低并发症的风险。对于在妊娠期任意时间出现生殖器HSV感染的女性，无论感染是原发性、非原发性、初次感染还是复发性感染，目前推荐的抑制疗法是在妊娠36周直到分娩，口服阿昔洛韦，每天3次，每次0.4g，可明显降低有HSV感染史的孕妇在分娩时的生殖器疱疹发病率和排毒。近日学者对接受阿昔洛韦治疗的孕妇及其胎儿的研究显示，目前尚无阿昔洛韦致畸的证据。美国妇产科学会建议，孕妇在临产或胎膜破裂时如有复发性生殖器疱疹表现，应采用剖宫产分娩。新近临床研究显示，妊娠晚期接受抑制疗法的生殖器疱疹患者，接受剖宫产术者减少，并且胎儿及HSV阴性性伴侣的感染率也降低。

新生儿疱疹如何治疗？

HSV能引起新生儿疱疹，这是一种少见但可危及生命的疾病。新生儿疱疹能引起皮肤、眼或口腔感染，损害中枢神经系统和其他内脏器官，导致智力缺陷，甚至死亡。如果早期给予药物治疗，有助于防止或减少这种永久性损害。由于新生儿疱疹具有极高的发病率和死亡率，所以必须在疾病的早期进行治疗。目前推荐治疗方案为阿昔洛韦20mg/kg，每天3次静脉滴注，疗程为21天。近年来已有长期应用大剂量阿昔洛韦所致新生儿中性粒细胞减少症的报道，因此正在进行抗病毒治疗的新生儿需定期行血常规检测。新的抗病毒药物（如伐昔洛韦和泛昔洛韦）不推荐用于新生儿HSV感染。

软下疳的治疗方案是什么？

应遵循及时、足量、规则用药的原则，根据药敏试验选择敏感抗生素，控制继发感染等，不同的病情宜采用相应的治疗方案。性伴侣如有感染，要同时接受治疗。目前由于磺胺及四环素出现了多重耐药菌株，推荐的治疗方案为：①阿奇霉素1g，1次顿服。②头孢曲松250mg，1次肌内注射。③红霉素500mg，口服，4次/天，共7天。④环丙沙星500mg，2次/天，口服，共3天（孕妇及哺乳期妇女忌服）。⑤大观霉素2g，1次肌内注射。治疗后要进行治愈标准的评估：溃疡处疼痛和脓液是否消失，溃疡是否已愈合，肿大的淋巴结是否消退，病原菌培养检查是否已转阴。

性病性淋巴肉芽肿的治疗方案是什么？

对性病性淋巴肉芽肿的治疗应尽早进行。治疗方案包括全身治疗和局部治疗。全身治疗主要是应用抗生素。初期患者及时进行药物治疗后，全身症状可迅速缓解或消失，局部淋巴结肿的愈合速度较慢。当晚期出现严重并发症后药物治疗困难，往往需要手术治疗。常用的抗感染药物治疗方案如下：①多西环素100mg，2次/天，连服21天。②红霉素500mg，4次/天，连服21天（孕妇首选）。③四环素500mg，4次/天，连服21~28天。④米诺环素100mg，2次/天，连服21天。对于化脓、有波动感的淋巴结应行穿刺，防止脓肿破裂形成瘘管，促进愈合；直肠狭窄可行扩张及部分切除术；象皮肿可行整形手术切除。

生殖道支原体感染需要治疗吗？

正常人生殖道是可以有支原体寄生的，流行病学调查表明，34%正常男性可分离到解脲支原体，无临床症状女性解脲支原体培养阳性率达50%~70%。解脲支原体和人型支原体属于阴道内寄生的条件致病菌，妊娠期女性生殖道支原体检出率高达40%~70%，但并未引起生殖道炎症表现，因此，关于孕妇生殖道感染支原体是否引起不良妊娠结局，一直存在争议。进一步的研究显示，阴道支原体携带者并不增加早产、致畸、未足月胎膜早破和低体重新生儿等的发生率。但也有文献认为，宫内解脲支原体和人型支原体感染可导致产后子宫内膜炎及新生儿脑炎等。新的研究表明，虽然支原体感染症状隐匿，但支原体可与其他病原体混合感染，因此，大部分学者认为生殖道支原体既属于正常定植，也属致病菌，生殖道支原体感染后如引起相关的泌尿生殖道病变是需要治疗的，如非淋菌性尿道炎、前列腺炎、附睾炎等。

如何治疗阴道毛滴虫病？

阴道毛滴虫病治疗方法有局部治疗与全身治疗。由于阴道毛滴虫病常感染尿道和尿道周围腺体，如果仅治疗局部的病原体，可能使其他部位感染的病原体未清除而引起以后内源性再感染，因此，全身治疗优于局部治疗。全身治疗采用口服甲硝唑（灭滴灵），500mg，每天2次，连用7天，或2g单剂量口服，但对于单剂量不敏感的患者仍采用前者服用方法，对于重复治疗失败的患者推荐2g单剂量口服，每天1次，连用7天。性伴侣需要同时治疗。由于甲硝唑具有戒酒硫样反应，故在服药期间禁止饮酒。在妊娠头3个月内不应使用，可在妊娠3个月以后，一次口服甲硝唑2g或者甲硝唑500mg，每天2次，连用5~7天治疗。局部治疗旨在增强阴道防御能力，如用1∶5000高锰酸钾液或1∶2000新洁尔灭冲洗。局部用药推荐在不能进行系统治疗的情况下应用，如克霉唑置阴道穹隆7~10天为1个疗程。治疗后检查滴虫是否转阴性，并应于月经干净后复查，连续3个月复查均为阴性者为治愈。

如何治疗细菌性阴道病？

细菌性阴道病治疗的目的主要是缓解症状和体征。内服用药治疗采用甲硝唑或抗厌氧菌的氯洁霉素，可达到治愈的目的。甲硝唑（灭滴灵），每次500mg，口服，每天2次，连服7~10天为1个疗程。每次月经过去服1个疗程，连用3个月。其次可采用克林霉素0.3g，每天2次，连用7天。局部用药，将0.75%甲硝唑凝胶（5g凝胶含37.5mg甲硝唑）塞入阴道，每晚1次，连用10天。经期停用，经后再用。阴道局部用药与口服系统用药的疗效相当，无系统不良反应，当患者对甲硝唑过敏或不能耐受时，可使用克林霉素霜局部治疗。无论用何种方法，治疗过程中应避免性生活，性伴侣如有感染，同时治疗，其次，要注意定期化验阴道分泌物，连续3次检查均为正常，才能称为痊愈。另外，避免过度冲洗阴道，一般连续冲洗不超过10天。

如何治疗外阴阴道念珠菌病？

外阴阴道念珠菌病（VVC）的治疗主要是抗真菌治疗，同时需要消除诱因，治疗相关疾病，停用广谱抗生素、免疫抑制剂等。男女双方同时治疗，治疗期间避免性生活。对不同类别VVC选择不同的治疗方案。

（1）急性VVC：目前有多种咪唑类抗念珠菌制剂，酮康唑肝脏毒性较大，氟康唑和伊曲康唑相对毒副作用小，但也要注意检查肝功能。目前倾向应用短疗程口服或局部制剂治疗VVC。口服如伊曲康唑200mg，2次/天，共1天；氟康唑150mg，顿服，共1次。阴道用药如咪康唑栓400mg，每晚1次，共3天；克霉唑栓100mg，每晚1次，共7天。

（2）复发性外阴阴道念珠菌病（RVV）：抗念珠菌治疗方案包括初步治疗和巩固治疗。初步治疗可选择口服制剂或局部制剂，一般需每日用药至患者症状消失和念珠菌培养阴性。巩固治疗需每月月经期顿服氟康唑150mg；或每月月经期分两次口服伊曲康唑400mg；或每月月经前阴道放置克霉唑500mg。

对于耐药患者可每日阴道内放硼酸制剂600mg，10~14天。对于妊娠合并VVC，目前认为除制霉菌素外，几种常用的局部咪唑类抗念珠菌制剂如克霉唑和咪康唑均可在整个孕期应用，但不用口服抗念珠菌制剂治疗妊娠合并VVC。

妊娠期发生生殖器念珠菌病该怎么办？

一般来说，念珠菌性外阴炎、阴道炎多见于妊娠期女性，这是由于妊娠期女性的雌激素和孕激素水平较非孕期升高，阴道上皮的含糖量增加，导致念珠菌得以大量繁殖和生长。若加之其他因素，如穿化纤内裤或外阴部卫生不到位或使用大量抗生素和激素等，其感染率则会更高。妊娠期生殖器念珠菌病应积极治疗，以免分娩时感染新生儿。孕期治疗原则以局部用药为主，妊娠期抗念珠菌药物的使用需要特别注意其安全性，选用对胎儿毒性小的药物。近来文献表明，局部应用咪唑类药物治疗妊娠期真菌性阴道炎效果好于制霉菌素，被认为是首要选择，这类药物包括克霉唑、氟康唑等，其中以克霉唑最为安全、有效。患者可于睡前将100mg的克霉唑置入阴道内。为彻底治疗、预防复发，妊娠期治疗念珠菌感染周期要长于非孕期，治疗时间应至少延长至7天，甚至2周。再次，患者必须积极去除导致念珠菌性阴道炎复发的某些诱因，如不穿紧身裤、牛仔裤和化纤内裤等，宜穿宽松、透气性良好的棉布衣裤，避免使用大剂量激素或抗生素，重视会阴部保洁和防治糖尿病等。此外，在治疗期间，妊娠期女性还应注意以下几点：①勤换内裤，最好一日一换，并将换下来的内裤用开水烫洗。②绝对避免性生活，若丈夫也有念珠菌感染应同时进行治疗。③以阴道用药为宜，重症患者可延长疗程，但尽量不要选用口服抗念珠菌药物，以使药物对胎儿的影响降至最低。

妊娠期感染生殖道支原体该怎么办？

妊娠期期间感染支原体应当积极治疗，推荐使用阿奇霉素口服或静脉滴注，也可应用红霉素，但因其不良反应较大，现已很少使用。阿奇霉素和红霉素在妊娠期分级中均为B级，对孕妇较安全。治疗后也应当复查以确定疗效，还需注意应同时治疗性伴侣。

实验室检测支原体阳性但无症状者需要治疗吗？

对于这个问题一直以来都有争议。支原体感染后大多数人是无明显不适症状的，但是对于支原体感染后到底是发病或是正常寄生是很难判断的，因此认为无症状者也需要正规治疗。特别是和性伴侣双方均有支原体阳性者，即使无症状，也需治疗。

怎么治疗腹股沟肉芽肿？

腹股沟肉芽肿推荐首次方案：复方磺胺甲噁唑（复方新诺明）2片，口服，每天2次，至少3周；或多西环素（强力霉素）100mg，口服，每天2

次，至少3周；或环丙沙星750mg，口服，每天2次，至少3周；或红霉素碱500mg，口服，每天4次，至少3周。上述方案如治疗数天后无明显好转，应加用氨基糖苷类抗生素。也有应用阿奇霉素治疗腹股沟肉芽肿有效的报道。局部有淋巴结脓性病损时，应用针筒抽去脓液，严禁切开引流。若有阴茎、阴囊象皮肿，或存在直肠狭窄，则需要手术处理。

怎么治疗疥疮？

疥疮的治疗以外用药物为主，其用法非常重要，为缓解瘙痒，也可口服抗组胺药物。常用的外用药物有以下几种。

（1）硫黄软膏：成人用10%的硫黄软膏，儿童用5%的硫黄软膏。从颈以下遍搽全身，早晚各1次，擦药期间不洗澡，不更衣，连用3~5天。此时如有未愈的，可只将药物擦于未愈部位，直至痊愈。治疗结束后观察1~2周，判定疗效，如有复发要及时治疗。整个疗程结束后洗澡更衣，将换下的衣服、被褥、被单、枕套等煮沸消毒，不能蒸煮的物品可烫熨或日晒。家中或集体中的疥疮患者应当同治。

（2）1%六六六乳膏或乳剂：又称疥灵霜，有较高杀螨作用，但有毒性，用法为先用热水、肥皂洗净后，从颈以下遍搽全身，24小时后用温水洗净，儿童及孕妇禁用。

（3）25%苯甲酸苄酯乳剂：治疗方法同硫黄软膏。

（4）优力肤软膏：治疗方法同硫黄软膏。

为什么疥疮治疗2周后仍然有些部位很痒？

患疥疮的男性在阴囊、阴茎等处可以出现一些淡红色或红褐色、绿豆至黄豆大半球形炎性硬结节，剧痒，称为疥疮结节，治疗后消退较慢，因此在治疗2周后，这些部位仍有瘙痒，此时可外用糖皮质激素治疗。

传染性软疣应当如何治疗？

生殖器部位的传染性软疣可用小镊子夹住，将之挤出或挑除，如果疣体较小或部位特殊难以夹除，可外涂10%碘酊或聚维酮碘，每天2~3次，也可用激光或冷冻治疗。

阴虱病的治疗方案是什么？

由于阴毛是阴虱寄生的地方，阴虱的爪十分有力，紧紧地抓住毛干，不易与阴毛分离，所以，为了彻底治疗，首先应尽可能剃除阴毛，并用火将阴毛焚烧，注意局部清洗，床单、被子、内衣、衬裤要煮沸或熨烫。阴虱病的药物治疗主要是外用药物，常用外用药物有：①10%的硫黄软膏，每日涂药2次，3~5天。②25%苯甲酸苄酯乳剂外搽，2次/天，数天。③25%~50%的百部酒精浸液，每日外搽2次，连续3天。④0.01%二氯苯醚菊脂溶液，一次外搽使阴毛全部湿润，3天后洗净即可。此外，1%的升汞酒精、1%的六氯苯霜、5%的白降汞软膏均可应用。治疗期间应天天换内衣内裤，大部分患者经过3~5天即可治愈。如有继发感染，需要局部外用抗生素软膏。另外，需要指出的是，阴虱患者可同时患有其他一种或几种性传播疾病，因此注意做相关检查，并对其性伴侣进行检查、治疗。

怎样治疗性病神经症？

精神治疗：是指通过第二信号系统对高级神经活动发生作用从而使精神障碍消除的疗法。其主要的内容如下。

（1）医生要以同情、理解、诚恳和耐心的态度认真听取病史和进行检查，以科学通俗的语言，向患者解释性病的有关知识，将患者的临床表现和实验室检查结果与所疑性病作对比。说理要符合逻辑，结论要明确无误。如有必要，可再次做有关的临床和实验室检查，以释疑虑。取得患者对医生的信任与合作是治疗成功的关键。

（2）暗示疗法包括语言暗示和药物暗示，多在正面解释、心理疏导仍未奏效时采用。在语言和药物的选择上应有明确的针对性。

（3）对认识和思想上有明显错误者应给予善意的批评。

（4）对待心理和行为严重异常者可给予催眠疗法、系统脱敏法、音乐疗法、意念转移疗法等。

辅助治疗：针对患者存在的某些症状予以适当治疗。如失眠可给予镇定剂。精神疗法辅助治疗，常用的有多塞平、阿米替林、舒必利、氯丙咪嗪、艾司唑仑等。食欲不振给予健胃助消化的药物，中药归脾汤、安神汤等以及针灸、理疗等，均有消除或减轻症状的作用。如果患者患有其他非性病性疾病，应请有关专家及时治疗。对性病已愈而遗留的后遗症，如尿道狭窄，应在向患者说明性病已愈的同时，积极予以治疗。

预防保健篇

◆ 如何预防性病?

◆ 为什么要提倡安全性行为?

◆ 安全套真的安全吗?

◆ 如何正确使用安全套?

◆ 发现性伴侣患梅毒后该怎么办?

◆ ……

如何预防性病?

性病的发生及流行与社会、经济、个人因素密切相关,因此,性病的预防要从社会与个人两方面考虑。

(1)加强社会主义精神文明建设和法治建设,坚决取缔卖淫嫖娼、吸毒贩毒、淫秽书刊和网络色情,加强健康教育,提倡洁身自爱,自觉用道德和法治观念约束自己。

(2)做好个人卫生防护,洁身自爱,不搞非婚性行为,不与有高危行为的人如多性伴侣者、静脉吸毒者、性病感染者发生性关系。注意个人卫生,养成良好的卫生习惯,做到勤洗手、勤洗澡、勤换洗衣裤,不用别人的牙刷、剃刀等。

(3)不吸毒,不与他人共用注射器、针头,尽量不输血,尽量不注射血制品。

(4)怀疑自己接触过的性伴侣患有性病,或有溃疡、皮疹等可疑症状时要及时到正规医院就诊,做到早发现、早治疗,并且性伴侣也要同时治疗,避免交叉感染,在治疗性病的同时,对内衣、毛巾、床单等用品要彻底消毒以防间接感染。

(5)防止在公共场所感染性病。不要借穿别人的游泳衣裤或内衣裤。大小便前后用肥皂、流水清洗双手。尽量避免使用公共厕所、饭店的坐式马桶,不能避免时,可在马桶圈上垫一层卫生纸,便后弃去并洗手。在公共浴室可自带毛巾,尽量洗淋浴,不下浴池,避免赤身坐在浴室的凳子上。

(6)日常生活一般不会传染性病,不要因家里有了性病患者而惊慌失措,但应做好家庭内部的清洁卫生,注意隔离,生活用品专用,污染物品及时消毒,勤晒洗被褥,患者内衣裤不要和小孩的混在一起洗,大人与小孩分床睡等。

(7)外出旅游前应了解一些性病常识,对其传染途径、方式及其危害有初步的认识,增强防范意识。可选择条件较好的旅社,当然要按经济条件量力而行。进房后应查看枕套、被套、床单有无毛发、阴毛、精斑等未清洗的痕迹。旅游回家后，淋浴洗澡，彻底清洁身体，内、外衣服要洗晒。此外，包皮过长者可做包皮环切，预防感染。

为什么要提倡安全性行为？

性传播疾病是由一些生物学上完全不同的微生物引起的各种感染，通过性接触而传播，因其具有某些共同的临床流行病学特征，故将其归纳为性传播疾病。性交是其主要的传播方式，占95%以上。传统的性交是阴茎、阴道接触，但目前性接触多样化，如接吻、口与生殖器接触及同性恋肛交等，尤其无保护性交，更增加了传播的机会。肛交属危险性行为，因肛门齿状线上黏膜为脆弱的柱状上皮，极易受损而传播性病。性病病原体如细菌、病毒、真菌、原虫和寄生虫等必须在适宜的温度和湿度条件下才能生长繁殖。当性病患者与非性病患者进行性接触时，由于双方身体的皮肤黏膜，特别是生殖器、肛门、口腔等部位密切而频繁地接触，形成温湿的接触面，甚至摩擦发生破损，病原体因而易于传播给对方。近30年来，20岁以下的性行为已逐渐普遍，初次性交年龄提前、初涉性事的年龄降低、性伴侣人数的增多均成为性传播疾病的重要风险因素。此外，坚持使用避孕套的人极少，因此，要开办性病门诊进行健康教育，提倡安全健康的性行为，正确使用安全套，推迟首次性行为的年龄，不增加新性伴侣，有性接触时减少能感染的行为，如感染，按要求通知性伴侣进行检查和治疗。

安全套真的安全吗？

安全套（避孕套）并不是绝对安全的。有资料表明，避孕套的避孕效果并不是100%，失败率可达30%，可想而知，在预防性病方面安全套也不是100%安全。

（1）极少数安全套的前端可能存在肉眼难以发现的微细的小孔，即使3μm大的精子透不过去，0.1μm的艾滋病病毒仍有可能穿过。

（2）据研究显示，在使用安全套性交中，约有一半次数会有少量精液从阴茎根部溢出。从安全套根部溢出的少量精液或因接触女性外阴，使其感染艾滋病或其他性病病原体，也可能因再次接触男性会阴部，而使男性受感染。

（3）有研究表明，即使高质量的安全套，其撕破率也可达千分之一，连同滑落的情况一起计算，失败率更高。

（4）一些性病的感染部位并不仅仅局限在安全套所能覆盖的地方，一旦接触到那些未被安全套覆盖之处也可以感染上性病。如女性的尖锐湿疣不仅存在于阴道，肛周也有，如阴囊接触女方会阴、肛门一带的病损处也可感染，此外，肛交、口交以及其他部位的皮肤、黏膜接触也有可能传染。因此，安全套不是100%安全的。

如何正确使用安全套？

安全套的使用看起来很简单，但如果使用不当或不注意一些细节，不仅达不到避孕的目的，还会增加感染性病的风险，所以正确使用安全套是降低感染性病风险的最有效方法。

（1）每次过性生活时要保证使用新的安全套，根据阴茎勃起时的大小选择适当型号，过紧易破裂，过松易滑脱，应选择质量较好的品牌，检查有效日期、包装是否完整，过期的避孕套已经变质，容易破裂，不宜使用。

（2）小心开启包装，避免用指甲或剪刀一类的利器，以免损坏安全套，检查有无破损。

（3）应在阴茎勃起之后、性交（阴道性交、肛交或口交）之前戴上。

（4）用手指捏住安全套前端供贮存精液用的小气囊，把空气挤出后套在勃起的阴茎上，自龟头部分顺势向下展开，使安全套套住整个阴茎，并注意保留安全套前端的空间。

（5）射精后，应趁阴茎还勃起时抽出，用两手指固定住安全套底部缘环，与阴茎一起抽出，以免套滑脱和精液漏出，也不要让避孕套外面的阴道分泌物接触身体，并在流水下用肥皂水洗手。

（6）注意将安全套丢入垃圾箱，切勿将安全套扔进马桶。

发现性伴侣患梅毒后该怎么办？

梅毒螺旋体虽然是在有皮肤黏膜损伤的情况下经性接触传播，但只要发现性伴侣患梅毒后，尤其与高危性伴侣一期梅毒症状发作前3个月、二期梅毒症状发作前6个月、早期潜伏梅毒症状发作前1年有性接触者，一定要到医院就诊，进行临床和血清学的评价，根据评价结果决定是否需要治疗。在3个月以内与被诊断为一期梅毒、二期梅毒和早期潜伏梅毒的性伴发生性接触，即使血清学试验结果为阴性，也有可能被感染而需要进行预防性治疗，如果不能立即得到血清学结果，或因出差、出国等因素不能确定能否到医院定期随访，也要进行预防性治疗。如果确定为潜伏梅毒患者，需要长期进行梅毒临床和血清学评价，并根据评价结果进行处理。

如何随访梅毒孕妇所生婴儿？

早期先天梅毒患儿在出生后2年内发病，通常在出生后3个月内发病，部分受感染新生儿可无任何临床表现，成为先天潜伏梅毒患儿，直至临床表现为多器官受累时才发现感染梅毒。晚期先天梅毒患儿常在5~8岁发病，青春期后多种症状才相继出现，晚发症状可在20岁或更晚才出现。因此，对于梅毒孕妇所生婴儿一定要密切随访，进行临床和血清学的检测和评估，包括全面体格检查、有无先天梅毒的任何临床表现、检测非梅毒螺旋体抗体滴度、梅毒螺旋体抗原检测、脑脊液检查、长骨X线检查等。需要注意的是，梅毒患者所生的正常婴儿，未获感染者，非梅毒螺旋体抗体滴度一般在出生3个月后逐渐下降，至6个月时消失。若发现滴度不变或升高，则应重新对婴儿进行检测和评估。对于已治疗的婴儿，治疗结束后3、6和12

个月时进行非梅毒螺旋体抗体滴度的随访，应注意观察非梅毒螺旋体抗体滴度下降情况。脑脊液检查示脑脊液细胞数增高的婴儿，应每6个月复查1次，直至脑脊液细胞计数正常。如果2年后脑脊液细胞计数仍不正常，或每次复查无下降趋势者，应进行复治。梅毒患者所生的正常婴儿，如果梅毒螺旋体抗体存在1年之上，应按先天梅毒治疗。因此，长期随访对于梅毒孕妇所生婴儿是必要的。

梅毒为什么会复发，复发了怎么办？

梅毒第一次经过规范治疗而且随访治愈，如果再次出现临床症状以及血清异常指标，则不属于复发，多是因再次感染所致，原因有如性伴侣实际感染梅毒但未治疗等。梅毒复发的原因好多是由于不规范治疗，或患者不配合治疗，或不遵从医嘱，从而使体内的梅毒螺旋体没有被完全消灭，暂时被抑制，虽然症状有一些缓解，但停药一段时间后，梅毒螺旋体可再次活跃，而产生临床症状，非梅毒螺旋体抗体滴度也再次升高。有些患者可能在早期梅毒阶段已发展为无症状性神经梅毒，从而未能根治，引起复发，需要神经系统检查及脑脊液检查来排除。此时也应做HIV抗体检查以排除HIV感染，免疫功能抑制的患者易复发。因此，梅毒治疗要坚持早期进行、足量用药的原则，性伴侣也需要检查、治疗，治疗期间应注意营养，增强免疫力。早期梅毒患者要禁止性生活，若性接触必须使用安全套。

梅毒患者如何定期随访？

梅毒是一种慢性全身性传染病，对人体的危害很大，为达到治愈目的，必须对治疗后的梅毒患者随防，及时发现复发并复治。早期梅毒应随访2年，晚期梅毒应随访3年。早期梅毒在正规治疗后第1年每3个月随访一次，第2年每半年随访一次，第3年年末最后随访一次。随访中若出现非梅毒螺旋体抗体由阴性转为阳性或症状复发，或者早期梅毒在治疗后6个月随访时发现非梅毒螺旋体抗体滴度未出现1/4以上下降或发现血清滴度升高4倍，均视为治疗失败，应复治。对于早期梅毒正规治疗后已无临床症状，但血清反应固定（不转阴）时应检查脑脊液，以除外无症状神经梅毒。晚期梅毒与晚期潜伏梅毒，如正规治疗后血清固定，需随访3年才能判断是否需终止观察。心血管梅毒和神经梅毒应终身随访。正规治疗后的妊娠梅毒，在分娩前应每月检查一次非梅毒螺旋体抗体滴度，分娩后可按一般梅毒病例进行随访。对经过正规治疗的梅毒孕妇所生的婴儿，要观察到非梅毒螺旋体抗体转阴为止，一旦发现症状，立即进行治疗，而未经治疗梅毒孕妇所生之婴儿，需进行检查、治疗，并长期随访。

感染梅毒后传染性持续多久？

梅毒螺旋体的传染性较强，特别是患早期梅毒的孕妇，若不治疗将有很大几率传染胎儿，其中一半胎儿将发生流产、死产、早产，存活的胎儿有40%~50%的几率发生先天梅毒。梅毒螺旋体感染的病期越长，传染性越小，一般认为经过正规治疗的患者病程超过2年以上者通过性接触已无传染性，但孕妇仍可传染给胎儿。所以梅毒患者通过正规治疗后，经2~3年的随访观察未复发后方可结婚生育，并在妊娠早期及产前进行监测。

妊娠期感染梅毒后该怎么办？

妊娠期感染梅毒对胎儿危害甚大，在发达国家，妊娠期这些感染均能及时得到诊断和处理，而在很多发展中国家和不发达国家中不做产检的那些人，很难及时发现感染梅毒，我们仍需致力于普及产检。

预防妊娠妇女感染梅毒，及早常规检测孕妇，发现并治疗妊娠期患梅毒的妇女是杜绝先天性梅毒发生的重要措施。国外研究显示，未经治疗的梅毒妊娠妇女，胎儿死产率为66.2%，如接受不规则治疗，死产率为6%。经过治疗依治疗量是否充足，正常娩出率为73%~100%。无论妊娠前是否已经治疗，妊娠后均应再进行正规、足量的治疗，且越早治疗效果越好。妊娠20周以上的早期梅毒妇女应住院治疗，治疗开始后严密监护胎儿情况，治疗后发生死产极为少见，但不应因为担心死产推迟必要的治疗。妊娠末3个月的早期梅毒患者，如在治疗前胎儿已有不佳征兆，应先行剖宫产，再对母婴施加治疗。在妊娠后半期，通过胎儿超声检查可能有助于判断有无先天性梅毒，但不能因此延误治疗。超声检查如发现胎儿梅毒（如肝肿大、腹水、胎儿水肿），提示胎儿治疗失败的风险高，此时应请产科专家会诊议定处理方案。妊娠后半期接受梅毒治疗的孕妇，如发生了吉-海反应，则有可能发生早产或胎儿窘迫，应告知孕妇及家属。

梅毒治疗后多久怀孕是安全的？

梅毒患者经过充分正规治疗后，应随访2~3年，随访期间严密观察其血清学滴度下降与临床改变情况，如果没有复发则可终止观察。因此，一般来讲，3年以后怀孕基本安全，若随访期间病情复发则需重新接受治疗。未经治疗的梅毒妇女病期>2年，通过性接触已无传染性，但是妊娠时仍可传染给胎儿，病期越长，传染性越小，8年后传染的风险已非常低。但是，未经治疗的梅毒妇女怀孕后发生流产、早产、死产的几率较高。

发现性伴侣患淋病后该怎么办？

由于淋病既可通过性接触传染，也可间接传染，如接触沾有患者分泌物的毛巾、浴巾、面盆、衣被，甚至厕所的马桶圈等均可传染，特别是女性因其尿道和生殖道短，更易感染，所以，只要发现性伴侣患淋病，尤其是与患淋病性伴侣1个月内有性接触者，应到医院就诊，进行临床和实验室检查，根据检查结果决定是否需要治疗。必须做涂片或培养检查来排除淋病，必要时做预防性治疗，消除传染源，避免交叉感染。如果性伴侣与儿童有间接接触可能，特别是与女孩同床，应密切观察有无相关症状，必要时到医院检查。有时与患淋病性伴侣有口交者可引起淋球菌性咽炎，通常无明显症状，仅有轻微咽痛及吞咽不适，也需进一步检查。

淋病对妊娠有什么影响？

妊娠期妇女与患淋病的性伴侣发生性交，或者接触淋球菌污染的衣裤、床上用品、毛巾、浴盆、公共浴室等，可致孕妇感染淋病性阴道宫颈炎。阴道分泌物异常或增多可能为惟一症状。淋球菌潜伏于宫颈，易被忽略，生产时，新生儿接触宫颈分泌物而引起感染，导致新生儿淋球菌性结膜炎、新生儿淋球菌性阴道炎、新生儿淋球菌性尿道炎，严重的还会导致败血症。妊娠期妇女患淋病可导致胎膜破裂，继发羊膜腔内感染，也可感染胎儿，甚至造成流产、早产甚至死胎。

如何预防新生儿淋菌性眼炎？

新生儿淋菌性眼炎比较少见，但是一旦发生，比沙眼衣原体感染更严重，轻者眼结膜充血、水肿，有脓性分泌物，严重者可出现角膜溃疡、穿孔甚至失明。新生儿患淋菌性眼炎常是因为出生时接触了感染淋球菌的宫颈分泌物。因此，为了预防新生儿淋菌性眼炎的发生，必须对孕妇做产前淋病筛查，了解孕妇是否感染淋球菌，如果确实存在感染，应当去正规医院性病门诊接受正规治疗。若孕妇在妊娠期感染过淋球菌，分娩后为了防止新生儿淋菌性眼炎的发生，应对新生儿采用预防性药物滴眼，推荐使用1%硝酸银滴眼液。

发现性伴侣患非淋菌性尿道炎后该怎么办？

由于非淋菌性尿道炎的潜伏期一般为1~3周，病程相对缓慢，大部分患者的临床症状不明显，导致非淋菌性尿道炎未被及时治疗，延误病情，往往会引起许多合并症，男性可合并附睾炎或前列腺炎，女性常合并盆腔炎，严重的还会引起异位妊娠、不育症。患非淋菌性尿道炎的妇女在分娩过程中，往往还会感染新生儿，引起新生儿结膜炎、新生儿肺炎等。所以，发现性伴侣患非淋菌性尿道炎后，即使自身无明显临床症状，也要到医院就诊，进行临床和实验室检查，根据检查结果决定是否需要治疗。与未经治愈的性伴侣性接触，可再次感染病菌，形成交叉感染，所以在性伴侣彻底治好前应避免性接触。

沙眼衣原体感染会导致不孕不育吗？

国内外研究显示，在不孕不育夫妇中，衣原体检出率明显高于生育组，患有不孕症的妇女中有40%可检查到衣原体，沙眼衣原体感染是导致不孕的重要原因。由于沙眼衣原体感染初期无明显自觉症状，从而容易延误治疗，导致生育能力损害。沙眼衣原体感染可由输卵管伞端向盆腔扩散，扩散所经过的部位可发生各种病变，在输卵管内腔、伞端以及周边发病，造成粘连，使输卵管阻塞，影响受精，导致发生不孕等。所以，女性不孕症在未发现其他原因时，应查明是否感染过沙眼衣原体。沙眼衣原体感染男性尿道后，可引发急慢性前列腺炎，精液白细胞增多，精浆抗精子抗体阳性率明显升高，也可引发急慢性附睾炎或无症状性附睾炎，单侧或双侧附睾阻塞，致小精或精子畸形，引起男性不育。由于衣原体感染初期多无症状，潜在性后果严重，所以，衣原体检测已列为不孕不育病因排查的常规项目，夫妇双方一方有衣原体感染，另一方也应检查，若同时感染应同时接受治疗。

孕妇感染沙眼衣原体对胎儿或新生儿会有什么影响？

如果孕妇为生殖道沙眼衣原体感染者，且未接受治疗，可能会引起流产或者将衣原体传染给新生儿。新生儿通过母体产道时可发生眼部、咽喉、阴部等部位感染，引起新生儿衣原体结膜炎、鼻炎、中耳炎、肺炎和女婴阴道炎。新生儿衣原体感染首先表现为结膜炎，多于出生后5~12天发病，结膜充血，有黏脓性分泌物，严重者可失明。另外，比较常见的是婴儿沙眼衣原体性肺炎，表现为反复发作的阵咳和呼吸急促，发病缓慢，伴有低热，常规抗生素治疗无效。此外，还有新生儿泌尿道、咽部及直肠沙眼衣原体感染，可能会持续到患儿1岁以后。因此，应对孕妇产前常规筛查沙眼衣原体，如果存在感染应积极治疗，以防止不良并发症的发生。

安全套可以预防尖锐湿疣吗？

可以肯定的是，使用安全套可以明显减少尖锐湿疣发生的风险，长期使用安全套也可降低生殖道感染HPV的风险。但是安全套保护的部位有限，HPV感染也可发生在未被安全套覆盖或保护的区域，例如阴囊、阴唇、阴阜或肛周等部位，所以，使用安全套并不能完全预防尖锐湿疣。

预防尖锐湿疣有哪些方法？

为了预防尖锐湿疣，提倡安全性行为，杜绝非婚性行为、多性伴侣，性生活应使用安全套；及时发现尖锐湿疣，早期进行治疗，夫妻、性伴侣同时治疗；加强个人卫生，特别是外阴及肛周的卫生，尤其是白带过多、包皮过长时均应治疗，保持局部皮肤黏膜干燥也是重要措施；对患者分泌物污染的用具应严格消毒。目前，各国科学家已在着力研制HPV疫苗，我国有可预防HPV引起的生殖器疣的疫苗，有二价疫苗、四价疫苗和九价疫苗三种，分别被批准用于9~45岁女性、20~45岁女性和16~26岁女性。

尖锐湿疣治疗后为什么容易复发？

尖锐湿疣的病程不定，常持续多年，经久不愈，也有极少数较小的疣体可能在数月内自行消退，但仍会复发。尖锐湿疣复发与下列因素有关。

（1）激光、电灼、冷冻、手术及局部点涂药物等治疗方法只能去除临床肉眼所见的疣体，而肉眼能见的疣体仅是所有HPV感染中的一小部分，因为不能去除亚临床感染及治疗后残留的病毒，所以复发率高。

（2）尖锐湿疣患者的性伴侣没有得到有效的检查或治疗，另一方仍是亚临床感染或病毒携带者，导致再次感染。

（3）部分患者除尖锐湿疣外，还有其他引起细胞免疫功能异常的性病或其他系统性疾病，如肾移植术后长期口服免疫抑制剂的患者、艾滋病患者尖锐湿疣的复发率较高。

（4）雌激素水平较高的患者易复发。妊娠期感染HPV后疣体生长速度快且体积大，与雌激素受体在妊娠期的组织中的数目高于非妊娠期有关。

（5）少数患者生活习惯不良，在治疗的同时，往往生活不规律，熬夜酗酒，不注意锻炼身体等，影响自身的免疫功能，增加尖锐湿疣复发的可能性。

如何防止尖锐湿疣复发？

为减少尖锐湿疣复发，需注意以下几点。

（1）治疗时去除所有肉眼可见的疣体，把握治疗的范围及深度，以减少或防止复发，减少术后感染、瘢痕等，并尽可能找出亚临床感染的范围，如做醋酸白试验，对亚临床感染部位一并治疗，可选用咪喹莫特、光动力疗法等。

（2）尖锐湿疣患者的性伴侣即使无临床表现，也有可能是人乳头瘤病毒携带者，因此治疗和恢复期间应避免性生活，以免再次感染病毒。

（3）去除与减少各种诱发因素。尖锐湿疣复发的原因可能与患者有其他引起细胞免疫功能异常的性病或其他系统性疾病相关，因而在治疗尖锐湿疣时应全面检查有无艾滋病等疾病并及时治疗。此外，需治疗宫颈炎、阴道炎、外阴炎，包皮过长者要考虑行包皮环切术。治疗期间应避免性生活，劳逸结合，定期复查，注意性卫生，保持局部清洁和干燥，减少复发。

发现性伴侣患尖锐湿疣后该怎么办？

由于尖锐湿疣可通过直接性接触经受损的皮肤和黏膜感染，平均在3个月时传染性最强，也可通过接触间接物体如浴盆、浴巾、内裤等传染，并且尖锐湿疣的临床表现有时并不明显，女性的疣体尚可发生于阴道、宫颈等隐匿部位。因此，发现性伴侣患尖锐湿疣后，要到医院就诊，进行临床和实验室检查，根据检查结果决定是否需要治疗，必要时需要检测有无感染与生殖器肿瘤相关的高危型HPV。妊娠期的女性，由于内分泌及免疫功能发生改变，更容易感染HPV，症状更严重，可形成巨大疣体，甚至引起阴道阻塞，疣体脆而易破，易导致分娩时大出血，引起畸胎、流产，胎儿经过带有病毒的产道也会发生感染，此时，无论是阴道分娩还是剖宫产，产妇、婴儿都应严密随访。如果在妊娠期与患尖锐湿疣的性伴侣有性接触，必须就诊以排除有无尖锐湿疣。

尖锐湿疣皮损已完全消退还有传染性吗？

尖锐湿疣通过治疗，如激光、电灼、冷冻、手术及局部点涂药物等去除临床肉眼所见的疣体，达到临床痊愈，但由于肉眼可见的疣体仅是HPV感染中的一小部分，还可能存在亚临床感染以及治疗后病毒残留，所以还具有一定的传染性。患者污染的衣、裤、浴巾、浴盆、便盆、毛巾等也有可能传染HPV。妊娠期尖锐湿疣经过治疗后外阴皮损可消退，如果病毒已进入羊水中，仍有可能感染胎儿，引起畸胎、流产。所以，尖锐湿疣肉眼可见皮损完全消退后仍可能具有传染性。

妊娠期感染尖锐湿疣会对胎儿或新生儿有影响吗？

妊娠期感染尖锐湿疣对胎儿本身没有影响，但患尖锐湿疣的孕妇分娩时可将HPV传染给新生儿。新生儿可能在出生时吸入被HPV污染的宫颈、阴道或外阴物质而感染，可能会发生喉部乳头瘤病，肛门及生殖器也可能感染 HPV。因此，孕妇产前应常规检查有无疣体生长，并做宫颈巴氏涂片以发现宫颈上皮内瘤变（CIN），若发现存在尖锐湿疣，应当在分娩前给予治疗，去除疣体，妊娠时常用激光、冷冻、电凝术等方法，推荐使用冷冻方法。

如何减少生殖器疱疹的复发率？

由于目前尚无彻底治愈生殖器疱疹的方法，故不能从根本上解决其复发问题。治疗生殖器疱疹的目的是预防复发，减轻患者临床症状，缩短病程，促进皮损尽快愈合，同时要预防并发症，减少病毒排放，减轻疾病的传染性。为减少生殖器疱疹的复发，首先要接受正规治疗，对于复发者，宜在出现前驱症状或病损出现 24 小时内开始治疗。为减少复发次数，美国疾病控制与预防中心推荐采用抑制疗法，即阿昔洛韦每天 2 次，每次 400mg，或伐昔洛韦每天 1 次，每次 500mg，或伐昔洛韦每天 1 次，每次 1g，或泛昔洛韦每天 2 次，每次 250mg（复发 <10 次/年）。对于复发 ≥10 次/年的患者，伐昔洛韦 500mg 每日 1 次口服的效果可能不如伐昔洛韦 1g 每日 1 次或阿昔洛韦 400mg 每天 2 次的给药方案效果好。以上药物均需服用半年以上。此外，需要减少复发的诱因，如避免发烧、劳累、熬夜、受寒、长期紧张、焦虑等，治疗其他引起免疫缺陷或不全的疾病。

发现性伴侣患生殖器疱疹后该怎么办？

单纯疱疹病毒（HSV）可通过与感染的水疱或溃疡直接接触而传染，HSV-1 通常通过口交传染，HSV-2 常通过阴道或肛门性交传染，HSV-2 感染者中，高达 80% 的人没有临床表现，但即使感染者没有症状时，该病也可传播。由于单纯疱疹病毒可在体内长期潜伏，如果性伴侣被诊断患了生殖器疱疹，很难判定是现在还是过去感染的病毒，甚至有可能早已携带这种病毒，而没有临床症状。即使发病，生殖器疱疹临床症状有极大的个体差异，有时症状轻微，不一定被识别。目前只能通过临床症状和在发作期间采集标本检测病毒来诊断生殖器疱疹。所以，当性伴侣患了生殖器疱疹，或认为其可能有感染的症状，应去医院就诊、咨询，进行临床与实验室评价。在此需指出的是，血液试验并不能确诊疱疹，只能明确是否感染过HSV-1和HSV-2，也不能确定感染的病灶。

生殖器疱疹皮损已完全消退还有传染性吗？

目前，一般认为生殖器疱疹是一种复发性的终身性疾病，由于单纯疱疹病毒在感染生殖器皮肤、黏膜后，感染感觉或自主神经末梢，可潜伏在骶神经节形成潜伏感染，潜伏的病毒受一些因素影响而复活，导致疱疹复发。生殖器疱疹患者、亚临床或无症状排毒者及不典型生殖器疱疹患者都是传染源，水疱期的病毒传染性极强，单纯疱疹病毒感染往往是全身性的，可存在于皮损、渗液、精液、前列腺液、宫颈及阴道的分泌物中，主要通过性接触传播。有研究表明，临床发作与无症状感染者的分泌物中均发现疱疹病毒，而且在疾病的无症状期，病毒出现几率是相同的，潜在传染性也是一样的。因此，生殖器疱疹皮损完全消退后还有传染性，只不过传染性相对减弱了。

妊娠期感染生殖器疱疹会对胎儿或新生儿有影响吗？

妊娠期首次感染生殖器疱疹与自然流产和早产有关。妊娠早期（前3个月）对胎儿影响相对较大，常导致胎儿先天畸形，如小头畸形、小眼、视网膜发育异常等。妊娠期初发生殖器疱疹是引起先天性单纯疱疹病毒感染的主要因素。新生儿疱疹感染是一个严重的全身性疾病，常有中枢神经系统损害，而且常是致命的。20%~50%的孕妇初发HSV感染会引起婴儿先天性单纯疱疹病毒感染。

妊娠晚期（6个月后）如感染生殖器疱疹一般病毒滴度较高，且母亲来不及产生保护性抗体传递给胎儿，新生儿易被HSV感染，故主张口服阿昔洛韦来预防新生儿发生HSV感染。一项46例妊娠后期使用阿昔洛韦的治疗研究表明，阿昔洛韦400mg，每天3次连续治疗，可显著减少患者的复发率和剖宫产的使用率。

妊娠期复发性生殖器疱疹：复发性生殖器疱疹患者因其免疫系统已经产生抗HSV抗体，并可经脐血将抗体传给胎儿，故引起胎儿或新生儿感染的风险要低得多，为3%~5%。

生殖器疱疹反复发作患者可以怀孕吗？

反复发作生殖器疱疹的孕妇的免疫系统已经产生抗HSV抗体，并可通过胎盘脐血传递给胎儿，故引起胎儿或新生儿感染的几率极低，小于1%。采用阿昔洛韦抑制疗法可减少孕妇生殖器疱疹复发的频率，在怀孕后期采用抑制疗法可以减少剖宫产率。复发性生殖器疱疹孕妇抑制治疗的推荐方案：阿昔洛韦400mg口服，一天3次，或伐昔洛韦500mg口服，一天2次。推荐治疗应始于妊娠第36周。

如何预防新生儿疱疹的发生？

婴儿感染HSV-2后症状严重，可有生命危险，因此妊娠期活动性疱疹患者在妊娠最后4周内应每周从阴道及子宫取材，进行病毒培养与细胞学检查，观察有无HSV感染。妊娠期生殖器疱疹需正规治疗，以减少分娩过程中由于皮损引起新生儿感染的风险。目前推荐的抑制疗法是在妊娠36周直到分娩口服阿昔洛韦400mg，一天3次，或伐昔洛韦500mg，一天2次，可明显降低有HSV感染史的孕妇在分娩时的生殖器疱疹发病率和排毒。对接受阿昔洛韦治疗的孕妇及其胎儿的研究显示，目前尚无阿昔洛韦致畸的证据。美国妇产科学会建议，孕妇在临产或胎膜破裂时如有复发性生殖器疱疹表现，应采用剖宫产分娩。新近临床研究显示，妊娠晚期接受抑制疗法的生殖器疱疹患者，接受剖宫产术者减少，并且胎儿及 HSV 阴性性伴侣的感染率也降低。

目前有可以预防生殖器疱疹的疫苗吗？

疫苗接种预防生殖器疱疹和新生儿单纯疱疹在动物实验中有明显效果，在临床实验中未得到证实。对成人和新生儿自然感染 HSV 所介导的免疫反应的进一步研究将为预防生殖器疱疹急性发作和复发提供广阔的前景，但是更快的进展尚需建立更好的动物模型。

软下疳治疗后要随访吗？

软下疳治疗后需要随访，软下疳患者治疗 3~7 天后应复查，若治疗有效，一般在 3 天内溃疡症状即有好转，在 7 天内溃疡可明显愈合。如果临床症状无明显改善，此时要考虑：①诊断是否正确。②是否同时感染其他性传播疾病。③是否合并 HIV 感染致免疫功能抑制。④患者是否遵医嘱用药。⑤患者是否出现对抗生素耐药，必要时可做药物试验，选择敏感抗生素。通常溃疡完全愈合的时间与溃疡大小相关，较大的溃疡可能需要 2 周以上才能完全愈合。淋巴结肿大者，尤其化脓者，其消退要慢于溃疡，即使治疗有效，也可能需要穿刺引流、排脓。可见，软下疳治疗后需要密切随访，及时处理相关临床病症。

发现性伴侣得了细菌性阴道病该怎么办？

细菌性阴道病是一种由多种微生物共同参与的疾病，并非由单一微生物引起。它表现为多种菌群过度繁殖、协同作用，不仅使阴道正常菌群的种类和数量发生改变，同时使阴道分泌物的生化性质出现重要改变，最终导致生殖器的局部症状以及上生殖道的病理变化。细菌性阴道病多表现为有臭味的、均匀一致的灰白色稀薄分泌物，外阴瘙痒较轻。

对于其性伴侣治疗与否目前尚未统一。有人认为细菌性阴道病与性行为有关，对患病妇女的男性性伴侣应同时给予治疗，但国外几项安慰剂对照实验显示，治疗男性性伴侣并不能改善患病妇女的临床疗效或减少复发率，而且接受治疗的男性出现不良反应的几率增加，因此，美国性传播疾病治疗指南未建议对细菌性阴道病妇女的男性性伴侣进行常规治疗。但是，男性适当注意清洗外阴有助于减少女性细菌性阴道病的感染几率。

家中有人得了阴虱病该怎么办？

阴虱的繁殖能力很强，患阴虱病后还可以导致夫妻双方、家人及朋友等感染，引起群体发病，除引起阴部皮肤瘙痒及炎症反应外，甚至传播回归热及斑疹伤寒等传染病。夫妻间要检查是否已传染到对方，一般需要俩人同时治疗，治疗期间避免性生活。在家人治疗阴虱期间，使用的衣物、床上用品，特别是内衣必须每天换洗并用开水烫洗或用熨斗熨烫，注意搞好个人卫生，勤洗澡，勤换衣。所以，家中有人得了阴虱病既不要盲目惧怕，也不要疏忽大意，重在积极治疗，防止相互传染。

生殖道支原体感染对妊娠有什么影响？

生殖道支原体感染可导致不孕，输卵管因素性不孕中生殖道支原体感染阳性率很高，提示生殖道支原体感染是输卵管炎症的危险因素，并进而导致不孕。生殖道支原体能黏附在精子上，与精子一起运动，进入妇女的输卵管，导致生殖道疾病及不孕。

国外研究表明，生殖道支原体感染与早产、流产、死产以及低体重儿的发生无明显相关性。但国内通过临床流行病学研究发现，妊娠期妇女生殖道感染支原体可导致产褥感染、胎膜早破、流产、早产、新生儿低体重、新生儿肺炎等不良妊娠结局，但其确切致病原因仍需进一步大样本研究。

发现家中有人得了疥疮该怎么办？

发现家中有人得了疥疮应该首先到医院皮肤科接受专业诊断和治疗。检查配偶或孩子是否有类似的皮疹，要注意全家有皮疹时一同治疗，以免以后互相传染。对疥疮的护理首先要及时清洁，尤其对可能被污染的衣服、被褥、生活用品要彻底消毒；其次，要避免过度搔抓，要及时剪指甲，以防通过搔抓感染脓疥，擦药、洗澡及换衣服都要及时。如一种药物疗效不理想，要及时向医生说明。

治疗结束后，需建议患者：①注意个人卫生，对被污染的衣服、被褥、床单等要用开水烫洗灭虫，如不能烫洗者，一定要放置于阳光下曝晒1周以上再用。②杜绝不洁性交。③出差住酒店要注意保护自己，勤洗澡，注意换床单。

怎样预防传染性软疣？

传染性软疣通过直接接触，包括性接触传染，可自体接种，也可通过毛巾、搓澡巾、衣服等媒介物间接传染。

对于儿童的传染性软疣，多见于幼儿园或其他儿童群聚场合，通过儿童之间的亲密接触传染，一般多见于免疫力较差的儿童。建议幼儿园或学校对有症状的同学一同治疗，将幼儿园或学校一些贴身接触的物品一起消毒，减少传染。

对于通过性接触或其他密切接触传染的成人建议：①杜绝不洁性交和其他性乱。②洁具不混用，洗澡勿用搓澡巾搓澡，以免损伤皮肤引起病毒感染。③患病后衣服要煮沸消毒。④患病后禁止搔抓，以免抓破引起感染和传染。

性病患者需要心理疏导治疗吗？

性病患者由于个人、家庭以及社会的各方压力容易得性病神经症，表现为对已得疾病的恐惧、害怕，以及因为恐惧害怕而逃避检查，或因为害怕而反复检查或反复治疗。所以，性病患者在一定程度上需要心理疏导，在互相理解的基础上，逐渐让患者了解性病的基础知识、传染方式，消除其恐惧心理，逐渐解除心理负担。对一些没有固定工作的患者，应鼓励其多与外界交流，多参加社会活动，转移对性病的注意力。对于一些心理问题较为严重的患者，可以采用心理学暗示疗法或进行药物治疗。

家中有人得了性病神经症该怎么办？

家中有人得了性病神经症，不要采取鄙视、厌恶的态度，如认为患者性病未愈，饮食起居与患者完全分开，将患者的衣物分开洗涤与储藏，这些都是不可取的。其实这些患者更需要家人的理解与支持，因为患者往往羞于到医院就诊，这时家人应陪同就诊，给患者信心。患者认为自己的生殖器感染上性病，出现焦虑、敏感、疑病、恐怖等神经症反应，在社会、家庭角色之间产生心理冲突，因此，作为家人要与患者正面解释，对其进行心理疏导，配合医生进行心理干预。要关心患者日常生活，夫妻之间要互相信任，处处体现出患者无器质性疾病和性传播疾病，让患者逐渐接受其本来就未患性病或性病已治愈的事实，从而有利于心理上早期康复。

如何保护自己和家人免遭性病传染？

我国常见的性传播疾病有梅毒、淋病、尖锐湿疣等。这些性传播疾病的病原体对外界环境的抵抗力都比较弱，需在特定的环境中生存，离开人体后存活时间很短。如梅毒螺旋体离开人体1~2小时内就会死亡，用肥皂水能立即杀死它。淋球菌在30℃或高于36℃的温度下即不生长，42℃的温度条件下只存活15分钟。阴道毛滴虫在外界环境中存活力较强，它最适宜的温度是32~37℃，在低温3~5℃时还能存活21天，但在干燥环境中死亡。

虽然性传播疾病可在公共场所传染，但实际通过接触污染衣物、用具等传染上性传播疾病的机会较少，因此性传播疾病在公共场所的预防是比较容易做到的。只要我们注意保持衣服、用具的干燥和清洁，创造不利于病原体生存的温度环境，采取必要的预防措施，就能达到预防性传播疾病的目的。

预防性传播疾病常见的具体措施如下。

（1）养成良好的卫生习惯。上厕所前后洗手，勤洗澡、勤换内衣裤；毛巾用后尽量拧干；不共用他人的毛巾、脸盆、浴盆等。

（2）去公共场所活动时，采取简易有效的隔离措施。使用公共场所的坐式马桶时尽量不要坐在上面或事先在马桶圈上垫一张纸。在公共浴池洗澡或游泳池游泳时，要把自己的衣裤装进自带的袋子、书包或用报纸包好后再放进公共衣柜里。不要把自己的衣服尤其是内衣裤与别人的混放在一起。不要借穿别人的游泳衣和浴衣，也不要光着下身坐在浴室的凳子上。尽量不用浴盆。去旅馆住宿，要检查一下被褥、床单等是否干净（多数病菌要在分泌物或脓液中才能存活一段时间），如有分泌物等可请服务员更换。起床后可将被子的被里朝外叠，让其干燥。使用公共浴盆时，要先用肥皂把浴盆刷干净，最好用开水将浴盆全部烫一下再用。送孩子入托儿所，最好自带脸盆、毛巾、尿布和被褥等，有条件还可自带尿盆。尽量使用一次性尿布，非一次性尿布带回家要用开水烫洗，被褥要勤洗、勤晒。孩子的衣物、尿布等要单独包装在一起，尽量不要与其他孩子的衣物混放或乱穿。

（3）对幼女实行重点防护。由于幼女的阴道上皮发育不完全，阴道内又缺乏阴道杆菌而不能保持阴道内应有的酸度，故易受细菌的侵袭，细菌易在阴道内生长繁殖。因此，尽量不要给幼女穿开裆裤，每天应清洗下身并备专用盆。如带她去公共浴室洗澡，不要与他人同盆淋浴。去旅馆住宿时，不要让她与成人同用一床被褥，最好让她单独睡一床。旅途中不借用他人的尿布等。家长和托幼机构的老师一旦发现幼女阴道有较多分泌物时，应及时到医院妇产科取分泌物进行检查。

在哪可以获得性病咨询服务？

目前社会科技、文化、文明程度的进步，性与生殖健康服务逐渐受到人们的重视，如提供避孕药具以及咨询服务。目前已有很多咨询服务机构，如计划生育部门、卫生部门、药店、社区、咨询电话、网络、讲座、电台都开展了一些咨询服务。至于采取哪种咨询方式，取决于个人的喜好，如有的人喜欢网络咨询，不用面对面，什么话都可以说。其实在正规医院的皮肤性病科都可以获得性病咨询服务，每个地方的疾病预防控制中心均可提供免费的艾滋病检测。需要注意的是，目前有很多网络服务，但要警惕某些非法组织、非正规私营医院利用患者急于求医的心理而行骗。

附　录

性病相关通用检查项目及其临床意义

（一）尿液检查

尿常规检查见白细胞增多或呈脓尿，伴有红细胞增多，少数呈肉眼血尿。尿三杯试验检查可以发现第1杯尿内有大量脓细胞、红细胞，而第2杯、第3杯尿基本正常。初段尿细胞培养细菌数明显多于中段尿。

（二）尿道/阴道分泌物涂片

淋菌性尿道炎可见细胞内或细胞外淋病双球菌，非特异性尿道炎用分泌物或前尿道拭子培养，见大量细菌生长。分泌物涂片及培养均未发现细菌者，即有支原体、衣原体感染的可能，可行特殊方法培养或做PCR检查。细菌性阴道病（加特纳菌性阴道炎）可检见线索细胞，即阴道鳞状上皮细胞表面附有许多革兰氏阴性细菌，如变异小球菌和杆菌，看上去表现粗糙不平，细胞膜缺如，血基不整齐，呈锯齿状模糊不清，胞浆粒状红染，占脱落上皮细胞20%以上。

（三）血液检查

血常规检查：淋菌性尿道炎伴全身症状可有白细胞升高。

外周血T淋巴细胞计数：艾滋病患者发病期，其外周血$CD4^+$T淋巴细胞快速减少，多在350/mm^3以下，部分晚期患者降至200/mm^3以下。

性病相关特异性检查项目及其临床意义

（一）梅毒病原体检测

1.暗视野显微镜检查

暗视野显微镜检查是诊断早期梅毒惟一快速、可靠的方法，尤其对已出现硬下疳而梅毒血清反应仍呈阴性者意义更大。除此法外，还有直接荧光素标记抗体检查法及涂片染色检查法。

2.梅毒血清学试验

诊断梅毒常要依靠血清学检查，潜伏期梅毒血清学诊断尤为重要。人体感染梅毒螺旋体后，可产生抗梅毒螺旋体抗体IgM及IgG，也可产生反应素，用不同的抗原来检测体内是否存在抗梅毒螺旋体抗体或反应素以诊断梅毒。

（1）非梅毒螺旋体抗原试验：目前常用性病研究实验室试验（venereal disease researech laboratory test，VDRL）、快速血浆反应素环状卡片试验（rapid plasma reagin circle card test，RPR）及甲苯胺红不加热血清反应素试验（toluidine red unheated serum test，TRUST）。以心磷脂、卵磷脂为抗原检测患者血清非螺旋体抗体，反应敏感性高，价格较低，操作简单，用于病例筛查，阳性结果须用螺旋体试验证实。

（2）梅毒螺旋体抗原试验：因抗原是梅毒螺旋体，检测血清中梅毒螺旋体抗体其敏感性和特异性均较高，现常用荧光密螺旋体抗体吸收试验（fluorescent treponemal antibody absorption test，FTA-ABS）及梅毒螺旋体血球凝集试验（treponema pallidum hemagglutination assay，TPHA）。梅毒经过治疗后，所有螺旋体抗原试验仍为阳性，可持续终身，故不用来评价疗效。

3.脑脊液检查

脑脊液检查对神经梅毒，尤其是无症状性神经梅毒的诊断、治疗及预后均有意义。脑脊液检查中淋巴细胞 $\geq 10 \times 10^6$/L、蛋白量 > 50mg/dl、VDRL试验阳性等有诊断价值。脑脊液PCR检测可以快速、准确地诊断神经梅毒。

4.基因诊断技术

三引物PCR法（TP-PCR）检测梅毒螺旋体DNA，其敏感性和特异性均优于血清学方法，是目前诊断梅毒螺旋体的先进方法，适用于梅毒孕妇羊水、新生儿血清和脑脊液标本的检查。

（二）淋病病原体检测

1.涂片检查

男性急性淋病直接涂片检查见到多形核白细胞内革兰阴性双球菌即可成立诊断，其阳性率可达95%；女性患者阴道宫颈处杂菌很多，因此女性患者及症状轻或无症状的男性患者，均以做淋球菌培养检查为宜。

2.淋球菌培养

淋球菌培养法为诊断淋病的金标准，适用于取自男女泌尿生殖道及其他部位的所有标本，是目前确诊淋病的惟一推荐方法。常用的培养基有改良的Thayer—Martin培养基（T–M培养基）、ML培养基和NYC培养基。

3.核酸扩增技术

对淋球菌培养阴性、病史及体征怀疑淋球菌感染者，亦可应用核酸扩增技术如多聚酶联反应（PCR）和连接酶链反应（LCR）来检测淋球菌DNA，以协助诊断。因该法易出现假阳性结果，故目前临床上规定尚不用作常规检查。核酸扩增技术还可以使用便捷和非侵入性的标本（尿液）在大规模人群中进行病原体的筛查。多重扩增检测方法可以同时扩增一份标本中多种病原体靶核酸片断，这对于诊断淋球菌和沙眼衣原体感染非常有用，因为这两种病原体经常是同时感染的。

（三）衣原体检测

1.细胞培养

细胞培养是检查沙眼衣原体的金标准，但细胞培养费用高，技术难度大，难以在临床广泛应用。

2.血清学检测

抗原检测法：抗原一般为衣原体脂多糖（LPS）及外膜主蛋白（MOMP），

应用较多的是DFA和酶免疫检查（EIA）。还有几种简化快速抗原检测法，但敏感性较低。

抗体检测法：该检查尚未广泛用于生殖系衣原体感染的诊断，这是由于在高危人群中沙眼衣原体抗体基础检出率甚高，常达受检者的45%~60%。衣原体培养阴性且无症状者血清抗体阳性，也许反映既往感染。此外，肺炎衣原体所致交叉抗体亦可干扰血清学诊断。IgM阳性提示近期存在衣原体（CT）感染，有利于早期诊断。IgG在发病后6~8周出现，持续时间较长，IgG阳性提示曾有过CT感染。

3.核酸扩增技术

LCR和PCR是新近开发的沙眼衣原体核酸扩增检查法，二者均可用于子宫颈以及男子尿道和尿标本的检查。检查敏感性保持在99%以上。还有一种转录扩增法（TMA），扩增的是衣原体核糖体RNA，性能特征似与LCR和PCR相当。LCR和PCR检查的是沙眼衣原体质粒的核苷酸序列，它在每个原生小体中都有多个拷贝。TMA检测的则是核糖体RNA序列。这些试验的检测下限是1~10个原生小体（EIA是10000个原生小体）。

（四）支原体检测

1.培养法

支原体可以在人工培养基中生长，由于脲原体具有能将尿素分解为氨的脲酶，当脲原体生长时可使培养基（含0.1%尿素，pH为6.0）的颜色从黄色变为粉红色。人型支原体可将精氨酸代谢为氨，使含有精氨酸的培养基的pH值升高（原pH值为7.0），因而颜色也从黄色变为粉红色。

为了证实已分离到支原体，将恰能引起颜色改变的液体培养物的等分培养基（0.1ml或0.2ml）注入琼脂培养基。生殖器的支原体菌落在95% N_2和5% CO_2环境中发育得最好。人型支原体具有"煎鸡蛋"的典型表现，直径达200~300μm。生殖支原体菌落一般更小，许多没有典型的表现。脲原体的菌落最小，直径为10~30μm，由于没有周围的表面生长，一般没有"煎鸡蛋"的形态。

2.血清学检测

很多血清学试验已用于检测支原体抗体，其中的补体结合试验，由于缺乏敏感性和特异性，不适于检测生殖器的支原体抗体。间接血凝试验较为敏感和特异，已用于检测有输卵管炎患者的人型支原体和生殖支原体的抗体反应。此外，一种改良的酶免疫测定法已用于急性输卵管炎患者的人型支原体抗体水平变化的检测。间接免疫荧光试验用于检测生殖器支原体抗体具有快速、可复制、敏感和特异的优点，它与肺炎支原体的交叉反应性较之在其他一些方法中见到的要少。这种方法已被用于非淋菌性尿道炎患者和输卵管炎患者生殖器支原体抗体反应的检测。

临床意义：单份血清效价>（1∶64）~（1∶128）者或双份血清有4倍以上增长者有诊断意义。间接血凝试验的敏感性高于补体结合试验，感染发病后7天出现阳性。

3.核酸扩增技术

使用PCR技术检测人脲原体、生殖支原体和发酵支原体的DNA具有相当大的诊断价值。然而，PCR技术难以获得定量结果，也不能评估抗生素的敏感性和其他生物学特征。

（五）生殖器疱疹病原体检测

1.培养法

从皮损处取标本进行组织培养特异性强，但敏感性取决于取材的损害，且所需技术条件高，从接种到做出鉴定需5~10天，价格昂贵。

2.直接检测法

通常用皮损处细胞涂片直接检测病毒抗原，20分钟~4小时可得出结果，其敏感性可达到培养法的80%。

3.细胞学法

损害刮片作Giemsa-Wright染色（Tzanck试验）或Papanicolaou染色，有巨细胞包涵体示HSV病毒感染。此法简单、快速、便宜，可广泛应用，但敏感性只有培养法的40%~50%。

4.改良组织培养法

将细胞培养法与直接检测法结合起来，以便在24小时后得出结果，其敏感性为培养法的94%~99%。

5.PCR法

用此法检测皮损内HSV核酸，敏感性和特异性均很高，但目前尚限于研究，有望能用于临床诊断。

6.血清学方法

可用于血清流行病学调查，估计人群的感染，但不能用作临床诊断。检测抗原可作为判断已存在HSV感染的指标，可分为gG1型和gG2型。血清学方法包括直接免疫荧光试验（常用）、免疫酶染色和酶联免疫吸附试验（ELISA）。检测抗体多用于流行病学调查，以中和试验和间接免疫荧光试验使用较多。免疫印迹检测gG2和ICP-35复合物是非常敏感且特异性强的检测HSV-2新近感染的方法。

（六）尖锐湿疣病原体检测

1.细胞学宫颈涂片检查

宫颈的HPV临床和细胞学亚临床感染可经宫颈涂片检测，镜下特征为空泡化细胞和角化不良细胞，但常不敏感。

2.5%醋酸试验

在可疑的受损皮肤上用5%醋酸涂抹或敷贴，3~5分钟有尖锐湿疣的皮肤局部发白为阳性。该试验对诊断与指导治疗尖锐湿疣有很大价值。

3.免疫组化检查

用带有过氧化物的抗体检查HPV抗原。所用方法有PAP法、ABC法等。此法具有对病原进行组织定位的优点。

4.分子生物学方法

（1）DNA杂交用以检测HPV-DNA型别。

（2）PCR反应/荧光定量PCR反应检测人乳头瘤病毒DNA灵敏，特异性强。

（3）基因芯片技术。

（七）AIDS病原体检测

1. HIV 的分离培养

病毒培养是检测 HIV 感染最精确的方法，一般采取培养外周血单个核细胞（PBMC）的方法进行 HIV 的诊断。该方法检测 HIV 专一性强，不会出现假阳性，对于确认那些抗原/抗体检测不确定的个体和阳性母亲新生儿是否感染 HIV 有着重要的意义。HIV 分离培养需要有一定数量的感染细胞存在才能培养和分离出病毒来，因而敏感性差，HIV 分离培养操作时间长，操作复杂，必须在特定的 P3 实验室中才能进行，且费用较高，不适用于临床常规应用。

2. 抗 HIV-1 和抗 HIV-2 的检测

（1）颗粒凝集实验：此法操作简单，结果出现快，不需任何仪器设备，适用于大批量初检，但敏感性和特异性较酶联免疫法差。

（2）酶联免疫吸附试验（ELISA/EIA）：此法敏感性高，但容易出现假阳性结果，故阳性者需用其他试剂盒重复一次，两次均阳性则可判为阳性或进一步用蛋白印迹法确诊。

（3）免疫荧光法：此法敏感性高，但也存在非特异性，且结果的判定人为因素影响大，客观性差。

（4）蛋白印迹法：通常作为检测抗 HIV-1 和抗 HIV-2 的确诊实验，该法敏感性和特异性皆好。

3. p24 抗原检测

p24 抗原检测试验能够在病毒开始复制后检测到血液中的可溶性 p24 抗原，但易出现假阳性，因此，阳性结果必须经中和试验确认后才可作为 HIV 感染的辅助诊断依据。HIV-1p24 抗原检测阴性只表示在本试验中无反应，不能排除 HIV 感染。近年来发展的 p24 抗原测定法（immune-complex disassociate，ICD，免疫复合物解离）是将血清中免疫复合物解离后通过 TSA 信号放大系统使用 ELISA 进行检测，使 p24 抗原检测的最小检出值由原来的 10pg/ml 降低到 0.5pg/ml，在 HIV-1 抗体阳性母亲所生婴儿早期的诊断中与RNA检测效果相当，与HIV核酸检测具有可比性，具有重要的实用价值。

4. HIV核酸检测

（1）HIV病毒载量检测：通常是通过检测HIV-RNA水平来反映病毒载量，直接反映病情进展，病毒载量检测方法可用于HIV的早期诊断，如窗口期辅助诊断、病程监控、指导治疗方案及疗效测定、预测疾病进程等。目前常用的测定方法有反转录PCR实验（RT-PCR）、核酸序列扩增实验（NASBA）、分支DNA杂交实验（bDNA）等。使用高灵敏度的实时荧光PCR技术，能够在HIV感染的前两周检测到病毒核酸。

（2）HIV耐药基因型检测：HIV感染者抗病毒治疗时，病毒载量下降不明显或抗病毒治疗失败时，需要进行HIV病毒耐药性检测。目前，耐药基因型检测方法有以下几种：①DNA序列分析法——通过测定RT-PCR所扩增的蛋白酶和RT酶基因的核酸序列，与参比毒株的核酸共享序列比对，了解耐药位点是否发生变异。该方法不仅技术成熟，而且能够提供较为全面的耐药突变信息，并可以分析交叉耐药与多重耐药的情况，现已有商品化基因型测定试剂盒。②分子杂交分析法——此方法需要的核酸扩增产物较少，敏感性较DNA序列分析法高，但只能分析已知有限的耐药变异位点，包括特异性引物PCR分析法、异源性双链轨迹试验、基因芯片分析法、PCR-连接酶测定法等。

性病饮食禁忌

性传播疾病（STD）是主要通过性接触而传播的一类疾病，如梅毒，饮食上虽无特殊禁忌，部分患者因使用抗生素治疗，可能会食欲减退，应予以可口饮食。

淋病、非淋菌性尿道炎由于有膀胱、尿道刺激性炎症反应症状，总体来说，患者应减少摄入促炎食物，增加摄入抗炎食物。一些含有抗炎成分的食物可以帮助抑制炎症，从而减少患病风险，而某些食物反而容易引起炎症，甚至加快炎症性疾病的进程。

患性病后，不宜吃辛辣、油腻刺激性食品，如海鲜、火锅以及浓茶、浓咖啡等。刺激性食品可引起组织充血，加重炎症反应，引起症状加重。此外，还要控制红肉和高糖高脂的加工食品等促炎食物的摄入，如牛、羊肉等。

除上述食物外，性病患者还不宜饮酒。饮酒会削弱身体的抵抗力，加重和扩散炎症反应，不仅会影响治疗效果，还可能会引起疾病转为慢性，使疾病复发，或导致并发症的发生。如应用头孢类药物后，饮用含有乙醇的饮品（或接触乙醇）导致体内乙醛无法降解，蓄积在体内，造成乙醛中毒现象，又称双硫仑样反应。患者出现面部潮红、头痛、眩晕、腹痛、胃痛、恶心、呕吐、气急、心率加速、血压降低以及嗜睡幻觉等，严重者可致呼吸抑制、心肌梗死、急性心衰、惊厥及死亡。

为了提高机体防御和消退炎症的能力，患者应多吃富含抗炎营养素的食物，如多摄入水果、蔬菜、坚果、全谷物、鱼类和健康油脂等。抗炎营养素以Omega-3脂肪酸、维生素C、维生素E（生育酚）为代表，可通过多种机制发挥抗炎作用，减少炎症部位组织损伤，帮助身体抵抗氧化应激。

此外，部分性病患者如生殖器疱疹患者，因病程较长，应注意及时补充营养。牛奶、蛋、鱼、猪肉、豆制品含丰富的蛋白质及其他营养元素，能增强身体的免疫力，促进身体康复。

最后，我们应养成聚餐使用公筷、公勺的好习惯。梅毒潜伏感染者，其口腔唾液腺分泌的唾液中也含有梅毒螺旋体，淋病性咽炎患者咽部分泌物涂片中可找到大量淋病双球菌。由于病原体离开人体后还能存活一段时间，聚餐时患者的筷子或勺子上的唾液中会带有性病病原体，健康人食用被污染的菜肴就有可能通过轻微破损的口腔黏膜而进入血液中，从而感染上性病。所以，使用公筷、公勺需要得到大家的重视。